眼瞼下垂が
よくわかる本

愛知医科大学病院
眼形成・眼窩・涙道外科
教授　柿﨑裕彦

はじめに

　眼瞼下垂（がんけんかすい）は、まぶたが下がってきて見にくくなる病態です。視野が狭くなるという視覚的な障害のほか、いつも眠たそうに見えるという外観的な問題も伴います。

　私が眼科に入局した平成 12 年当時、眼瞼下垂はさほどポピュラーな病態ではありませんでした。『まぶたが下がっているから上げましょう』という程度の治療がほとんどでしたが、中には生まれつきの眼瞼下垂のために弱視が懸念されるような患者さんもおり、この場合には純粋に医学的な見地から治療が行われてきました。

　しかるに昨今、眼瞼下垂が広く認知されるようになり、ただ単に下がったまぶたを上げるだけではなく、より自然なカーブを作成したり、左右差を可及的になくす工夫も行われてきました。しかし、言うは易し、行うは難し。理想的なカーブを作るのはなかなか難しく、また、左右差の解消に至っては、手術中に完璧に左右のまぶたの高さをそろえても、1 週間後の抜糸の時にはしっかりと左右差がついている患者さんもおり、思うようにゆきません。このような場合、抜糸時にもう一度創を開いて、左右をそろえなくてはなりません。このように予測し難い経過をたどる眼瞼下垂手術は、欧米でも難しい手術と考えられており、『眼瞼下垂は眼形成手術の悪夢だ！』とまで言われるほどです。

　本書は『眼瞼下垂診療アップデート（V2 ソリューション）』の増補改訂版として執筆しました。初版発行からすでに 8 年たち、内容が少し古くなってきました。本書では、その間に出てきた新しい知見や技術も追加して解説し、また、眼瞼下垂という病態やその治療を広く一般の方々にも知ってもらえるよう、手ごろな価格設定としました。また、行間を広くとり、読みやすくしました。

本書を辞書的に利用しても構いませんし、通読されてもよいと思います。160 ページあまりの小さな本です。いずれにせよ、読者方々に『眼瞼下垂』をより良く理解してもらうこと、これが本書執筆における私の動機であり、目的でもあります。本書によって『眼瞼下垂』に関する疑問が少しでも解決されれば、これほど嬉しいことはありません。

平成 29 年 12 月 18 日　岸和田城にて

目次

はじめに

第1章　眼瞼下垂診療の背景　　　　　　　　　1

 A.　前転法？挙筋短縮術？切除法？腱膜固定法？　　1
　　眼窩隔膜法？タッキング？修復？なんのこっ
　　ちゃ？：用語の混乱が「眼瞼下垂」を複雑にし
　　ている

 B.　眼科における「眼瞼下垂」　　　　　　　　4

 C.　美容外科・形成外科における「眼瞼下垂」　　5

 D.　眼形成における「眼瞼下垂」　　　　　　　7

 E.　諸外国での「眼瞼下垂」　　　　　　　　　7

第2章　眼瞼下垂とは　　　　　　　　　　　9

 A.　上眼瞼の解剖：上眼瞼挙筋とその腱膜、ミュ　　9
　　ラー筋の関係；上眼瞼挙筋腱膜と眼窩隔
　　膜の合流部の位置

  a.　上眼瞼挙筋　　　　　　　　　　　　　9

  b.　上眼瞼挙筋腱膜　　　　　　　　　　　12

  c.　ミュラー筋　　　　　　　　　　　　　17

  d.　解剖学的知見に基づいた眼瞼下垂手術の適応　　19

   d-1.　腱膜性眼瞼下垂　　　　　　　　　19

   d-2.　ミュラー筋に眼瞼下垂の原因がある場合　　19
　　　　　　（例：Horner 症候群）

d-3. コンタクトレンズ長期装用後・眼瞼下垂	19
d-4. 重度眼瞼下垂	19
e. 上眼瞼挙筋腱膜と眼窩隔膜の合流部の位置	19

B. 眼瞼下垂の定義:MRD（margin reflex distance） **20**
挙筋機能

C. 眼瞼下垂の分類：先天性、後天性 **22**

a. 先天性	22
a-1. 単純性	22
a-2. 瞼裂狭小症候群	23
a-3. Marcus Gunn 現象（Jaw- Winking）	24
a-4. 先天外眼筋線維症（congenital fibrosis of the extraocular muscle：旧名：general fibrosis syndrome）	26
a-5. 動眼神経麻痺	28
b. 後天性	28
b-1. 退行性	28
b-2. 退行性以外の腱膜性眼瞼下垂（コンタクトレンズ装着者、開瞼器使用後、緑内障薬長期点眼など）	29
b-3. 動眼神経麻痺	31
b-4. 重症筋無力症	32
b-5. 外眼筋マイオパチー（慢性進行性外眼筋麻痺、Kearns-Sayre 症候群、眼咽頭型筋ジストロフィー、進行性筋ジストロフィーなど）	33
b-6. Horner 症候群	35
b-7. 機械性（腫瘍、異物など）	39
b-8. 外傷	40
b-9. 副鼻腔粘液嚢腫の眼窩内進展	42
b-10. ステロイド性	42

b-11. ボツリヌス毒素注射後眼瞼下垂　43

D. 偽眼瞼下垂　43
　a. 眼瞼皮膚弛緩症（退行性）　43
　b. 眉下垂　45
　c. 眼瞼痙攣・Meige 症候群・片側眼瞼痙攣・開瞼失行　46
　d. 近視や視力の左右差によって眼をすぼめてみる場合　48
　e. 無眼球・小眼球・眼球癆　49
　f. 眼球陥凹　50
　g. 下斜視　50
　h. 甲状腺眼症での片側眼瞼後退の対側　51
　i. 外斜視の片目つむり　52

E. 眼瞼下垂鑑別のコツ　53

F. 腱膜性眼瞼下垂：腱膜は瞼板から「はずれない」　54

G. 先天眼瞼下垂の手術に踏み切るタイミング：先天眼瞼下垂の経過観察、治療には、小児眼科の知識が必須　55

H. 白内障手術と下垂手術、どちらを先に行なうべき？　56

I. レーシック手術と眼瞼下垂の手術、どちらを先に行なうべき？　57

J 手術ではどのぐらいを目標に挙げるべき？：若年者と高齢者で同じでよいのか？　57

K. 左右差の解消にむけて　58

L. 眼瞼下垂手術をしてはいけない場合と手術にあたっての注意点　59

a. 重度の眼瞼下垂に対する挙筋腱膜大量前転は術後 59
のドライアイを増悪させる！：重度眼瞼下垂に対する
吊り上げ術の有効性

b. 眼球運動障害 60

c. 外傷性眼瞼下垂 60

d. 幼児・小児等の若年者 60

e. 高齢者 62

f. ドライアイ患者 62

g. Murcus-Gunn 現象（Jaw-Winking） 62

M. 眼瞼下垂手術の特殊な適応：広い重瞼を狭 63
くする方法

N. 理論だけが一人歩き？自律神経によるとされ 64
る各種症状の説明は、自律神経が原因と言い切
れるのか？

O. 挟瞼器はミュラー筋を傷害するか？ 68

P. まぶたにおもりをつけて下垂の程度を評価する 69
ことは、上眼瞼挙筋の性質を無視した全く無意味な
検査

Q. 眼瞼下垂手術後自律神経失調症 70

R. 低侵襲手術（小切開法）のすすめ 72

第3章　各種眼瞼下垂の手術の利点と欠点 73

A. 術前の診察 73

a. 病歴聴取: 分娩歴、家族歴、既往歴、日内変動の有無 73

b. 眼科検査: MRD、挙筋機能、Bell 現象、重瞼の有無・ 74
重瞼の高さ、眼瞼おくれ、Hering の法則、兎眼、逆内眼

角贅皮・内眼角乖離、Murcus-Gunn 現象（Jaw-Winking）、瘢痕形成、顎上げ・眉挙上、瞳孔（瞳孔不同、対光反射）、屈折・視力、眼球運動・斜視、涙液分泌、前眼部・眼底検査

 c. 全身検査： 甲状腺機能（血液検査）、抗アセチルコリン受容体抗体（血液検査）、抗 MuSK 抗体（血液検査）、テンシロンテスト・アイステスト、CT・MRI 81

B. 経皮法 84

 a. 上眼瞼挙筋腱膜とミュラー筋を同時に前転する方法 84

  a-1. 腱膜性眼瞼下垂診断のポイント 84

  a-2. 手術適応と治療方針の決定 85

  a-3. 使用器械 86

  a-4. 手術-Step 1 86

  a-5. 手術-Step 2：挙筋群の固定と術中定量 93

  a-6. 合併症とその対策（血腫、低矯正、過矯正、ドライアイ、術後眉下降、くぼみ眼の改善、眼瞼痙攣、自律神経失調症） 99

 b. 上眼瞼挙筋腱膜だけを前転する方法 103

  b-1. 小切開法 105

 c. 上眼瞼挙筋腱膜のタッキング 114

 d. ミュラー筋だけを前転する方法 116

 e. ミュラー筋のタッキング 116

 f. 眼窩隔膜を反転して瞼板へ固定する方法 117

C. 経結膜法 118

 a. 経結膜眼瞼下垂手術の歴史 118

 b. 経結膜法とフェニレフリン試験 120

 c. ミュラー筋結膜切除術により上眼瞼の挙上が得られる 122

解剖学的根拠

- d. 上眼瞼挙筋腱膜とミュラー筋を同時に前転する方法　122
  - d-1. 使用器械　122
  - d-2. 手術-1：総論　123
  - d-3. 手術-2：手術の実際　124
- e. 上眼瞼挙筋腱膜だけを前転する方法　129
- f. ミュラー筋だけを前転する方法　129

D. 吊り上げ術　130

- a. 吊り上げ術：総論　130
  - a-1. 吊り上げ術概観　130
  - a-2. 手術適応　131
- b. 吊り上げ材をシートとして用いる方法　133
  - b-1. シートの選定、前処置　133
  - b-2. 使用器具　133
  - b-3. 手術　134
  - b-4. 合併症など　143
    - b-4-1. 低矯正　143
    - b-4-2. 眼瞼おくれ　144
    - b-4-3. 吊り上げ材の脱出、霰粒腫様の肉芽腫形成　144
- c. 吊り上げ材を糸として用いる方法　144
  - c-1. 総論 (suture technique)　144
  - c-2. 手術法（single pentagon: Fox 法）　146
- d. 吊り上げ材について　156
  - d-1. 自家移植　156
    - d-1-1. 大腿筋膜　156
  - d-2. 同種異系移植　157
    - d-2-1. 保存大腿筋膜　157
  - d-3. 人工物　157

d-3-1.	ポリプロピレン糸（Prolene®）	158
d-3-2.	ナイロン糸、ポリエチレン糸	158
d-3-3.	シリコンチューブ	158
d-3-4.	Mersilene® mesh	159
d-3-5.	ゴアテックス®	159
E.	切らないで縫い上げる方法	160

参考文献 162

おわりに

本文中では参考文献のナンバーリングを行っておりませんが、内容を引用した文献は参考文献に記載してあります。

本書中の一部の内容や写真が「眼形成外科-虎の巻」（メディカル葵出版）、「チーム柿﨑の外来眼形成手術」（メディカ出版）と重複しますが、メディカル葵出版およびメディカ出版より使用の許諾を得ております。

第1章　眼瞼下垂診療の背景

A. 前転法？挙筋短縮術？切除法？腱膜固定法？眼窩隔膜法？タッキング？修復？なんのこっちゃ？：用語の混乱が「眼瞼下垂」を複雑にしている

「眼瞼下垂」を改善させる手術で行っていることは、挙筋腱膜やミュラー筋など、上眼瞼を挙上する構造の前転または短縮で、術式に大した違いはありません。しかし、上述のように各術式に対する名前がそれぞれあり、非常に混乱をきたしています。タイトル中にあげた術式の名称は、手術中に挙筋腱膜やミュラー筋などの挙筋群がどのように処理されたかを示しているに過ぎません。

「**前転法**」とは、挙筋腱膜単独、または挙筋腱膜とミュラー筋を一塊として前転する方法です。ミュラー筋単独の前転は含みません。「**挙筋短縮術**」は眼科でしばしば使用される用語で、上述の「前転法」とほぼ同じ意味で用いられています。「挙筋短縮」と書いてはいますが、上眼瞼挙筋自体を短縮するわけではなく、それに連続している腱膜やミュラー筋を短縮する術式です。

「**切除法**」は、前転・固定した挙筋群のうち、余った部分を切除することからつけられた名称です。「前転法」と全く同じです。

「**腱膜固定法**」は形成外科でよく使用される用語で、現在では、「**眼窩隔膜法**」とほぼ同じ意味で使用されています。挙筋腱膜をただ単に瞼板上に固定するだけではなく、切開した眼窩隔膜も一塊として前転し、瞼板上に固定する方法です。「腱膜固定法」と書いてありますが、「前転」した上で、固定するので、前述の「前転法」の範疇に含まれます。後述するタッキングの手法を用いて前転します。ミュラー筋過緊張説に基づいて開発された術式で、ミ

1

ュラー筋は前転しません。しかし、ミュラー筋過緊張説自体が必ずしも整合性をもつ説ではなく、また、病因を直接的に手術対象とはしないため、今後、この手術の意義が再検討される必要があります。後述する「眼瞼下垂手術後自律神経失調症」はこの手術の後に生じることが多く、合併症についても検討される必要があります（70~72 ページ参照）。ミュラー筋は平滑筋の一種ですが、上眼瞼に単独で存在している筋ではなく、横方向で眼窩内の他の平滑筋組織と密に連携しており（図 1-1）、ミュラー筋過緊張説を上眼瞼だけの話で説明しきれるものではありません。

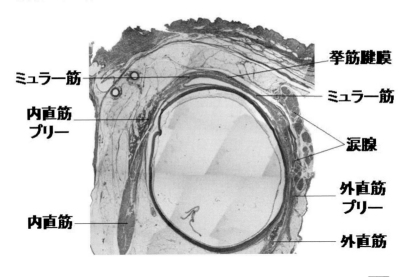

図 1-1： ミュラー筋と眼窩組織との関係。ミュラー筋は内直筋、外直筋のプリーと言われる組織に連続しています。これらには平滑筋線維が含まれています。Bar＝1.5mm

「タッキング」も一種の前転法ですが、挙筋群の表面だけを剥離し、裏面は剥離せずにタックしてくる（たくしあげる）術式です。通常の前転法では表裏の両面を剥離しますが、タッキングでは裏面を剥離しないので、特殊な前転法といえます。現在、本邦では「腱膜固定法」としてタッキングが頻用されていますが、欧米ではその再発率の関係から、あまり行われなくなっています。また、挙筋腱膜とミュラー筋の間（post-aponeurotic space）を剥離^{はくり}し、ミュラー筋を露出後、ミュラー筋だけを瞼板上に前転固定する「経皮ミュラー筋タッキング」という術式も本邦の一部の医師の間で行われています。

　「修復」とは、瞼板から「はずれた」とされる腱膜を元の位置に固定しなおす術式です。しかし、後述するように、挙筋腱膜が外れて見えるのは「手術操作によって医原性に作られた」からであり、現在では挙筋腱膜は瞼板から自然には外れないと考えられています。従って、この用語も現在では使用頻度が非常に小さくなっています。

　論語では、「名称が正されなければ、世は混乱する」、と教えています。現在の「眼瞼下垂」を取り巻く状況はまさに斯くの如くです。結局、どの組織を前転したのか、タッキングしたのか、それを皮膚側からアプローチしたのか、結膜側からアプローチしたのか、これだけで必要十分な情報が含まれています。すなわち、皮膚側、結膜側それぞれのアプローチで、挙筋群前転術、挙筋腱膜前転術、ミュラー筋前転術、挙筋群タッキング、挙筋腱膜タッキング、ミュラー筋タッキング、の各手術が存在することになります。この他に、眉部とまぶたをつなぐ「吊り上げ術」という術式が重度の眼瞼下垂で用いられることがあります。

B. 眼科における「眼瞼下垂」

　眼科における「眼瞼下垂」手術は、「視機能の保持・改善」という目的で行われます。よくみられるタイプは、加齢やコンタクトレンズ長期装用後、内眼手術後などに生じる「腱膜性眼瞼下垂」、また、幼小児の「先天眼瞼下垂」などです。

　腱膜性眼瞼下垂は「見にくい」という症状だけで、手術時期に制限はありません。しかし、先天眼瞼下垂では立体視や両眼視、視力の発達も考慮して手術時期を決定する必要があります。このため、定期的な診察を行って手術時期を決定します。

　眼科には「斜視学」という眼球運動を専門に扱う分野もあるため、眼球運動障害を伴う眼瞼下垂の患者も眼科を受診します。動眼神経麻痺、マイオパチーと呼ばれる筋自体の病気、重症筋無力症などです。このように眼瞼下垂にもたくさんの種類があるため、眼科ではまず、その鑑別に重点が置かれます。

　通常、眼科では「眼球」を中心に診るので、眼瞼下垂があっても上眼瞼が瞳孔にかかっていなければ、多くの場合で何もしません。この状態では眼瞼下垂があまり視機能に影響を及ぼしていないと考えられるためです。しかし、患者の要望がある場合や上眼瞼が瞳孔を覆ってしまい視機能に影響が及んでいるような場合には、まぶたの診療に心得のある医師が手術を行います。

　手術は通常、挙筋腱膜単独の前転、または、挙筋腱膜とミュラー筋を同時に前転する方法で行われます。これらの手術は、世界で最も広く行われている方法で、確立された術式です。これ以外の方法で手術が行われることもありますが、非常に少数です。重度の眼瞼下垂に対しては「吊り上げ術」が行われます。

眼科で手術を行う場合は、ほとんど全てで健康保険が使われるため、美容外科的要望には応じられません。術者は醜形をつくるつもりは全くないのですが、美的感覚は各個人によって異なるため、術者が完璧と思っても患者はそうは思わない場合があります。健康保険とは、最悪の事態を想定した場合、命に関わったり、視機能を喪失する恐れがある場合に適用されるものです。眼瞼下垂で上眼瞼が開かなくなってしまったら、眼球自体が正常でも盲と同じ状態となるため、健康保険が使えます。しかし、上眼瞼のカーブが非対称であったり、二重まぶたの幅が左右で異なったとしも、視機能になんら影響を与えません。従って、もしも健康保険を使って眼瞼下垂の手術を行い、このような状態になったとしても、健康保険を使っての修正はできません。そのため、美容外科的な要望のある患者には美容外科で手術を受けるよう勧めます。

C. 美容外科・形成外科における「眼瞼下垂」

　美容外科と形成外科は似ているようにみえますが、全く異なる診療科です。美容外科は標準的な外見をさらによくする治療を行う科、形成外科は基本的には醜形を可及的に標準に近づけるように治療を行う科です。従って、きれいになりたいから「形成外科」を受診するのは、科の特性を理解していないことになります。形成外科医で美容外科的な技術を身につけている医師も確かにいます。しかし、美容外科医は全て美容外科的な技術を身につけています。この点を考えて受診するべきでしょう。

　形成外科における「眼瞼下垂」手術は、「視機能の保持・改善」というよりは、見た目の改善を目的としています。大部分の形成外科では、健康保険で眼瞼下垂手術が行われますが、眼瞼下垂手

術に力を入れている一部の病院では、美容外科と同じく、健康保険適応外で手術を行っています。眼科での項で述べたのと同様、いくら形成外科で手術したものであっても、健康保険を使って手術した場合には、術後の美容外科的な修正手術に健康保険は使えません。

　通常、形成外科医は眼科的なバックグラウンドをもっていないため、腱膜性眼瞼下垂以外の全ての眼瞼下垂に対して、眼科と共同して診療を行います。逆に言うと、腱膜性眼瞼下垂以外の眼瞼下垂を形成外科だけで診療しているならば、それは非常に危険なことです。

　手術は眼窩隔膜と挙筋腱膜を瞼板に固定するタッキング手術、ミュラー筋のタッキング手術、また、眼科と同じく、挙筋腱膜単独、または、挙筋腱膜とミュラー筋を同時に前転する手術が行われます。ミュラー筋を温存するというグループ、逆にミュラー筋を手術対象とするグループ、また、腱膜や挙筋群を一塊として前転するグループが存在し、皆が同じ手術を行っているわけではありません。眼窩隔膜と挙筋腱膜を瞼板に固定するタッキング手術、ミュラー筋のタッキング手術は、主に日本だけで行われている手術です。国際的にはほとんど知られていない方法です。それらの術式では「タッキング」という方法を用いており、すでに述べたように国外では、再発率が高いためもはや捨て去られた術式です。また、術後の長期経過等が不明な点、治療の基本である「傷害された組織の修復」を必ずしも行っていない点も、本邦以外で広まっていない理由と考えられます。重症例に吊り上げ術を行う点は眼科と同様です。

形成外科医であれば眼瞼下垂手術は基本手術の一つなので、眼科と比べて手術に対する敷居は非常に低いです。しかし、「見た目の改善」にとらわれるばかりに、「視機能の保持・改善」が無視されると患者の視機能の質は著しく低下することが起こりえます。。眼科、形成外科とも、一長一短があります。

　眼瞼下垂手術では「眼瞼」という美容的に重要な組織をその手術対象とするため、美的外観にこだわる患者は、眼科で手術を受けるよりも、美容外科や形成外科で手術を受ける方が無難かもしれません。

D. 眼形成における「眼瞼下垂」

　眼科の中での専門分野の一つに「眼形成」があります。読んで字の如く、「眼」の形成外科を専門とする分野で、眼形成では形成外科的な手技をもって「視機能の保持、改善」を図ります。その上で外観にも配慮した手術を行います。すなわち、「眼瞼下垂」という疾患をトータルに診療することができるのは「眼形成医」ということなります。眼形成では、眼科内の境界領域である「眼表面」や「斜視学」の知識も必須であるため、合併症が生じた時には迅速に対処できます。

E. 諸外国での「眼瞼下垂」

　諸外国、特に先進国では、専門分化が非常に厳密なので、「眼瞼下垂」手術は、通常、眼形成で行われます。しかし、眼形成医の数はそれほど多くはないので、形成外科医も手術を行っています。

　諸外国では本邦以上に、訴訟等のリスクが大きいため、眼瞼下垂を専門の一部とする医師が手術を行うことが多いようです。

手術は、挙筋腱膜単独、または、挙筋腱膜とミュラー筋を一塊として前転する術式が主で、タッキングはほとんど行われていません。これは、タッキングは通常の前転法と比べて再発が多いと証明されているためです。重症例では吊り上げ術を行いますが、白人はほりが深く、シート状の吊り上げ材を使用すると皮下で形が浮いてしまうことがあるため、大体筋膜を採取して糸状に成型したりやシリコンチューブを用いて吊り上げることが大半です。

第2章　眼瞼下垂とは

A. 上眼瞼の解剖：上眼瞼挙筋とその腱膜、ミュラー筋の関係；上眼瞼挙筋腱膜と眼窩隔膜の合流部の位置

　眼瞼下垂を理解するためには、上眼瞼の解剖を理解する必要があります。以下に、上眼瞼を構成する各構造を説明します。

a. 上眼瞼挙筋（図 2-1）

　上眼瞼挙筋は眼の後方にある眼窩の先端、上眼窩裂の上方から起始します。丁度、上直筋の直上を少し内側にずれた位置で前方に向かって走行します。眼窩前縁付近で、Whitnall靭帯と筋間横走靭帯の間を通過し、その直後に腱膜とミュラー筋に移行します。腱膜とミュラー筋に移行する前に、上眼瞼挙筋は上枝と下枝に分かれ、その上枝から腱膜が、下枝からミュラー筋が起始します。

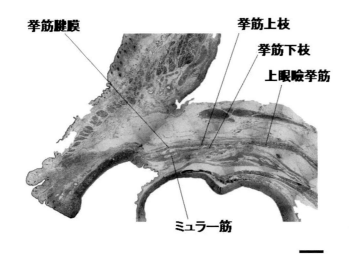

図 2-1: 上眼瞼の解剖（矢状断）。Bar=1.5mm

以前は、腱膜は上眼瞼挙筋の末端から起始し、ミュラー筋は上眼瞼挙筋の下面から起始すると考えられていました。しかし、上眼瞼の挙上という観点でみると、上枝と下枝に分かれていることは、ミュラー筋が上眼瞼挙筋下面から起始する状態に比べて、力発揮的に非常に合理的です。解剖学的には、ミュラー筋は瞼板を上方から直接的に引き上げ、また、腱膜はその線維の一部を瞼縁に伸ばしてまつ毛の向きを整えたり、瞼板を前方から引き上げたり、また、皮膚や脂肪を引き上げる作用があります。

　上眼瞼挙筋は、「横紋筋」というグループに分類される筋で、意思によって動かすことができる「随意筋」という範疇に含まれます。横紋筋は単一種の筋線維からできているわけではなく、数種類の筋線維からできています。速い動きができるが疲労しやすい筋線維、持久的な動き担う筋線維、その中間の性質をもつ筋線維です。その構成比は各種の筋によって大体は決まっていますが、個人差もかなり大きいことが知られています。上眼瞼挙筋は持久的な動きを担う筋線維が主であると考えられています。最近では、純粋に速い動きができるが疲労しやすい筋線維はほとんど存在しないということがわかってきました。

　日本の形成外科領域で支持されている説に、「上眼瞼挙筋には筋の伸張状態を感知する「筋紡錘」が「存在せず」、ミュラー筋が「筋紡錘として働く」というものがあります。しかし、胎児での研究ですが、上眼瞼挙筋には、他の外眼筋の $1/3\sim1/4$ 程度ですが、筋紡錘は存在するとされています。ミュラー筋は上眼瞼挙筋の末端から起始する構造なので、上眼瞼挙筋内に含まれる筋紡錘と共同して上眼瞼挙筋の張力を調節している可能性はあります。ミュラ

一筋「だけ」が「筋紡錘様作用を発揮」していると考えるのは、現状では少々無理があります。

　上眼瞼挙筋を支配する神経は「動眼神経」という神経です。「動眼神経」は第3脳神経で、上眼窩裂という穴から上枝、下枝となって眼窩内に進入します。上枝は上直筋と上眼瞼挙筋を支配しますが、上直筋に行く枝から分かれた上眼瞼挙筋枝は、上直筋の内側を通って上眼瞼挙筋の遠位 1/3〜1/2 ぐらいの部位に停止します（図 2-2）。通常の外眼筋の神経筋接合部は、その筋の近位（眼窩先端部側）1/3 程度の部位にあるので、上眼瞼挙筋の神経筋接合部はかなり前方に位置していることになります。すなわち、眼部を打撲した場合、他の外眼筋と比べて神経障害を起こしやすいといえます。

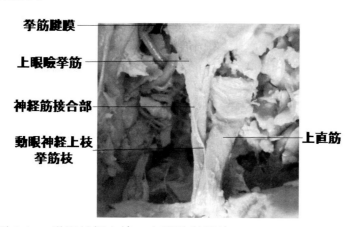

図 2-2： 動眼神経上枝の上眼瞼挙筋枝

b. 上眼瞼挙筋腱膜（図 2-3,4,5,6）

　上眼瞼挙筋腱膜は上眼瞼挙筋が眼窩前縁をこえるあたりで、上眼瞼挙筋の前枝から移行します。ところで名前に関してですが、「腱膜」とは「腱を包む膜」ではなく、「膜状の腱」のことです。英語では、腱は"tendon"、腱膜は"aponeurosis"と表記され、全く別の単語なので混同することはありませんが、日本語では若干の混乱を招いているかもしれません。

　挙筋腱膜は 2 層からなり、それぞれ「前層」と「後層」を構成します。前層は厚く白い線維性組織で（図 2-4,5）、末梢では眼窩隔膜に移行します。前層と眼窩隔膜の間には眼窩脂肪（腱膜前脂肪）があり、それらの移行部が白い線のように見えることから、同部を"white line"と呼ぶこともあります（図 2-6）。後層は前層と比べると非常に疎な線維組織です（図 2-4,5）。しかし、後層は white line よりもさらに瞼縁側に伸び、瞼板上ではその下方 1/3 ぐらいの位置で強固に瞼板に付着し、さらに睫毛下にその線維は伸びています。また、腱膜後層前面に位置する眼輪筋の間を通って皮下に付着する線維を出します。

　瞼板に付着する線維は文字通り瞼板挙上がその本質的な作用です。睫毛に伸びる枝は、その緊張によって睫毛が視軸にかかるのを防ぎます。この線維の緊張が低下し、睫毛が下垂した状態が睫毛下垂（lash ptosis）です。

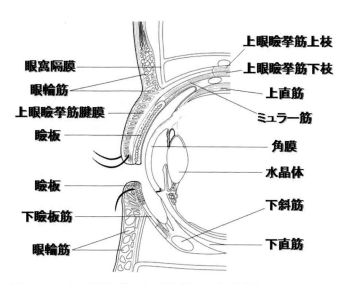

図 2-3： 上下眼瞼解剖の模式図（矢状断）

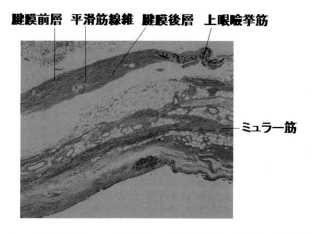

図 2-4： 挙筋腱膜の 2 層構造。前層は太い線維、後層は細い線維から構成されます。両層とも平滑筋線維を含みますが、後層により多く含まれます。

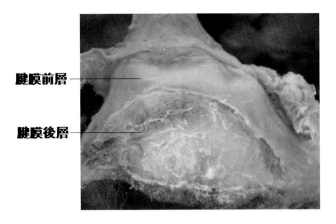

図 2-5: 挙筋腱膜のマクロ所見

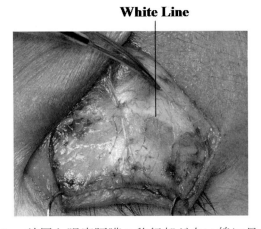

図 2-6: 前層と眼窩隔膜の移行部が白い線に見えます。これを white line といいます。

　皮下に行く枝は開瞼時に上眼瞼の皮膚が取り残され視軸を隠してしまうのを予防する作用が本質です。この枝の緩みは一重瞼や眼瞼皮膚弛緩症の原因となります。

睫毛下垂が生じた状態で、さらにその上方にある皮膚の緊張が低下して下垂した睫毛を眼球方向に押してしまった状態が睫毛内反で、これを英語では"epiblepharon"といいます。"Epiblepharon"とは本来、皮膚の状態をさす用語ですが、眼形成的に使用する場合には、睫毛が内反した状態も含めた概念として使用します。"Cilial entropion"というふうに直接訳して使うこともできます。

　腱膜の前層、後層にはそれぞれ平滑筋線維が含まれています（図2-4）。後層の方が前層よりも多量の平滑筋線維を含みますが、後述するミュラー筋よりもかなり少ない量です。ここで平滑筋線維の含有量と線維組織の強度の関係をみると、後方から前方に向かって、すなわち、ミュラー筋から腱膜前層に向かって、平滑筋線維の量は減少してゆき、逆に線維組織の強度は上昇してゆきます。

　これは上眼瞼の挙上作用を考える上で、非常に示唆に富んだ所見です。すなわち、強度とバランスの関係が見事に構築されています。ミュラー筋の作用は瞼板を直接的に上方に上げることです。眼瞼は瞼板、腱膜、ミュラー筋の「後葉」と皮膚、眼輪筋の「前葉」に分けられます。ミュラー筋の作用は後葉を構成する「軽い」瞼板を上げて視軸を確保することなので、交感神経による微調節によって上眼瞼の位置を制御します。すなわち、ミュラー筋は強度よりもバランスが重視される構造となっています。

　腱膜後層は上眼瞼のうち、皮膚の薄い部分と瞼縁という比較的軽い部分に加えて、ミュラー筋と相補的に瞼板も挙上します。従って、腱膜後層は瞼板よりも重い構造を挙上するためにその強度を増す必要があり、この結果、線維組織の量がミュラー筋に比べて大幅に増加していると考えられます。また、瞼板の挙上にも関

与するため、前述のミュラー筋による上眼瞼高の自律的な調節を妨げないしなやかさが要求され、さらに、ミュラー筋と相補的に後層自身にも平滑筋線維を含むことによって上眼瞼の位置の自律的制御に一役買っていると考えられます。

これらに対して、腱膜前層は非常に重い構造、すなわち、眼窩脂肪、眼輪筋下線維脂肪組織、厚い部分の上眼瞼皮膚を牽引しなくてはならないため、強度の非常に大きい構造となっています。前層に平滑筋線維が含まれるのは、一見、その作用と矛盾しているようにみえますが、広く体全体をみると、靱帯のような非常に強度の強い構造にはわずかながらも平滑筋線維が含まれるので、矛盾した所見ではありません。平滑筋線維は線維芽細胞から分化することもあるので、線維組織と平滑筋線維が共存していることは、兄弟が一緒にいるようなものです。

挙筋腱膜は眼窩前縁の鼻側と耳側で、眼窩内に少し入った部位に停止します（鼻側：後涙嚢稜、耳側：Whitnall 結節）。鼻側の停止部付近の腱膜を「内角」、耳側のそれを「外角」といい、その名のとおり「角」のような構造をしています。これらは対称的な構造をしているかというとそういうわけではなく、外角のほうが構造的に太く、強くできています。眼輪筋の起始は内眥部（目頭の部分）で、瞬目によって常に外眥部（目尻の部分）に力がかかっています。また、上眼瞼挙筋は外側に向かって約 20 度傾いて走行しているので、力ベクトル的に外角により力がかかりやすい構造となっています。このような背景があるため、挙筋腱膜外角は内角に比べてより強度の強い構造をとる必要があるのです。「上眼瞼挙筋が外側に向かって約 20 度傾いて走行」という概念は、眼瞼下垂手術の時に常に念頭においておかねばなりません。上眼瞼では

16

外側がより強く挙上される傾向があるため、腱膜をやや内眥部よりに固定しないと上眼瞼外側が強く挙上されてしまった"temporal flare"という状態になってしまいます。私たちの普通の状態でも、眼を大きく見開くと目尻がつり上がり、眼の外側にカーブの中心がくることから、このことは想像できると思います。

c. ミュラー筋（図 1-1, 2-1,3）

　ミュラー筋に関しては、これまでにもたくさん述べてきましたが、ここではミュラー筋自体に焦点を当てて説明してゆきます。

　ミュラー筋は上眼瞼挙筋腱膜と共に「挙筋群」を構成し、上眼瞼を挙上する平滑筋です。その起始は上眼瞼挙筋下枝で、停止は瞼板上面と前面上部です。人体全体をみると、通常、平滑筋は副交感神経支配ですが、なぜかミュラー筋だけは交感神経支配となっています。また、他の平滑筋と比べて多量の線維組織を包含しています。

　ミュラー筋自体の収縮によって上眼瞼は 2mm 程度挙上するといわれています。しかし、眼瞼下垂手術の前に、「フェニレフリン」という交感神経刺激薬を点眼してみると、全く反応しないものから 3mm も挙上してしまうものまであります（38, 67~8, 118, 120~2 ページ参照）。ミュラー筋が萎縮や退行性変化を示していなければ、通常、それ自体で 2~3mm の挙上効果があります。

　ミュラー筋は上眼瞼の独立した構造ではなく、眼窩内平滑筋グループの一員であることが最近わかりました（2 ページ：図 1-1）。眼窩内、特に眼球赤道部周辺には、多量の平滑筋線維が存在しています。とりわけ、外眼筋の走行を制御するプリーといわれる組織には多量の平滑筋線維が含まれています。プリーはそれが所属

する外眼筋の走行を制御するだけではなく、他のプリーとお互い
に線維性連絡をもっているので、隣接筋のプリーの緊張に影響を
与えます。

　この観点でミュラー筋をみると、ミュラー筋は横方向で内直筋
のプリーと外直筋のプリーに連続しているため、内直筋や外直筋
に存在する平滑筋線維によって横方向の緊張が制御されているこ
とになります。すなわち、ミュラー筋の生理的作用を研究するた
めには、ミュラー筋が眼窩内平滑筋グループの一員であるという
前提を押さえておかなくてはならず、眼窩内平滑筋線維の関与を
無視した研究は正しい結果を導いていない可能性があります。眼
窩内平滑筋線維は特に内直筋周辺と下直筋周辺に位置しているの
で、眼瞼下垂に付随して生じるとされる自律神経症状は、もしも
そのとおりであるならば、内斜視や、腱膜性眼瞼下垂と相同であ
るとされる退行性下眼瞼内反症でも生じるはずです。しかし、そ
のような事実はありません。眼瞼下垂にはあって、内斜視や内反
症にはない症状、すなわち、顎上げ頭位や眉挙上が、所謂、「眼瞼
下垂に随伴する自律神経症状」の原因ではないかと考えられます。
今後、動物実験で中枢神経核に電極を刺してその反応をみたり、
眼窩内平滑筋グループの影響を考慮した研究が行われて、眼窩内
平滑筋グループをも含めたミュラー筋の真の生理作用が明らかに
なることを願っています。

　これまでミュラー筋の起始は上眼瞼挙筋の後面とされてきまし
た。しかし、上眼瞼挙筋はその遠位端でふた又に分かれ、上枝か
らは挙筋腱膜が、下枝からはミュラー筋が起始することがわかり
ました。上枝の方がやや太い傾向にあります。

d. 解剖学的知見に基づいた眼瞼下垂手術の適応

　以上述べた新しい解剖学的知見を基に、眼瞼下垂手術の適応は以下のように分類できます。「C. 眼瞼下垂の分類：先天性、後天性」を読んだ後で、本項をもう一度、見直してください。

d-1. 腱膜性眼瞼下垂：眼瞼挙筋腱膜の前転が必要。

d-2. ミュラー筋に眼瞼下垂の原因がある場合（例：Horner 症候群）：ミュラー筋の前転が必要。ただし、ミュラー筋は構造的に弱いため、眼瞼挙筋腱膜の前転を同時に行うとよいでしょう。

d-3. コンタクトレンズ長期装用後・眼瞼下垂：原因が挙筋腱膜単独ではなく、挙筋腱膜およびミュラー筋の両者にあるため、挙筋群前転術が推奨されます。

d-4. 重度眼瞼下垂：挙筋群前転術もしくは吊り上げ術が必要です。病因によらずいずれの方法も有効ですが、両者の術後成績を比較した報告は現在までありません。

e. 上眼瞼挙筋腱膜と眼窩隔膜の合流部の位置

　日本人と白人の眼瞼解剖は異なると考えられてきました。上眼瞼挙筋腱膜と眼窩隔膜の合流部の位置にも人種差があるとされ、日本人は白人に比べてより瞼縁に近い位置に合流部があると信じられてきました。

　しかし、最近の研究によって、日本人も白人もほぼ同様な解剖であることがわかりました。すなわち、上眼瞼挙筋腱膜と眼窩隔膜の合流部は日本人の場合でも大部分で瞼板よりも上方にあり、人種間の違いは単に脂肪の量だけであることがわかったのです。日本人では、多量の腱膜前脂肪が合流部を超えて下降し、また、厚い眼輪筋下線維脂肪組織が関与して、見かけ上、厚ぼったい上

眼瞼をつくっています。なお、眼輪筋下線維脂肪組織は英語で
ROOF（retro-orbicularis oculi fat）と言います。屋根のようで覚え
やすいですね。

　「合流部は瞼板よりも上方」という知識は、眼瞼下垂を考える
上で非常に重要です。眼瞼下垂では通常、重瞼線が上昇します。
それまで重瞼に寄与していた挙筋腱膜の線維が有効に皮膚を牽引
できなくなったためです。

　ではなぜ、より高い位置に重瞼線ができるのでしょうか。それ
は挙筋腱膜が眼窩隔膜との合流部を介して上眼瞼を眼窩側へ牽引
するためです。合流部からからの線維が、眼輪筋を介して皮下に
伸びる様子が顕微鏡的に確認されています。もしも合流部が瞼板
前面にあるなら、それほど高い位置に重瞼線はできないはずです。

B. 眼瞼下垂の定義

　眼瞼下垂は「眼瞼が正常よりも下がった状態」と定義されます。
正常の上眼瞼の位置は、前方からライトを照らして眼球上で反射
した部分からおよそ 3.5mm〜5.0mm の位置です。この「前方から
ライトを照らして眼球上で反射した部分から上眼瞼までの距離」
を **MRD-1（margin reflex distance-1）** といいます。上眼瞼のそれ
を MRD-1、下眼瞼のそれを MRD-2 といいますが、本書では上眼
瞼しか扱わないため、MRD-1 のことを MRD ということにします。
MRD が 3.5mm 以下の状態を「眼瞼下垂」、MRD が 5.0mm 以上に
上がってしまった状態を「眼瞼後退」と定義します。検査時には
顔は必ず真正面に向き、あごを上げてもおらず、引いてもいない
状態にします。

瞼裂の縦幅を「瞼裂高（fissure height）」、横幅を「瞼裂幅（fissure width）」といいますが、「瞼裂高」は、下眼瞼の影響も受けるため、上眼瞼の測定では用いません。

　通常、眼瞼下垂は3段階（軽度、中等度、重度）に分類されます。軽度はMRDで3.5mmから2.0mmまで、すなわち、上眼瞼が瞳孔上縁よりも高い位置にある場合をいいます。中等度は、MRDで1.5mmから0mmまで、すなわち、上眼瞼縁が瞳孔にかかっているが、光反射は認められる状態です。それよりも下がった状態が「重度」です。通常、眼科的には中等度以上、すなわち、上眼瞼が瞳孔にかかってしまい、見にくさを自覚するようになった場合を手術適応とします。しかし、形成外科や美容外科では外見に重点を置くため、軽度から手術適応となります。また、軽度であっても眉挙上のために頭痛や肩こりがひどい場合には手術適応となることもあります。

　その他、**「挙筋機能」**についても知っておく必要があります。最下方視から最上方視までに上眼瞼が動いた距離のことをいいます。その際、眉をその下の骨に押さえつけて、前頭筋の力が上眼瞼の挙上に影響しないようにします。通常では15mm以上ですが、重度の腱膜性眼瞼下垂や先天下垂では1桁台を示すことがあります。挙筋機能の2mm分は上直筋の牽引によるとされるので、挙筋機能2mmは、実質、挙筋機能0mmということになります。挙筋機能は、10mm＜excellent （normal）、8mm< good、5mm<fair、<5mmをpoorと分類します。通常は、挙筋機能が"poor"と分類される「5mm未満」の症例に「吊り上げ術」が適応となります。

C. 眼瞼下垂の分類：先天性、後天性

眼瞼下垂の鑑別疾患は以下のとおりです。

a. 先天性

a-1. 単純性（図 2-7,8,9）：単純性眼瞼下垂では、眼瞼下垂以外の異常、すなわち、眼瞼の形態異常や眼球運動障害を伴いません。

しかし、先天眼瞼下垂患者ではしばしば弱視を合併します。特に、片側下垂例でよくみられます。弱視の原因の一つとして、乱視による屈折異常弱視があげられますが、これは下垂した上眼瞼が角膜を圧迫することによって生じます。先天眼瞼下垂の患児は顎上げや眉を上げてものを見るので、通常、視性刺激遮蔽弱視は生じません。ただし、上記の適応をしていない場合、視性刺激遮蔽弱視を生じる可能性があります。

単純性眼瞼下垂の原因は上眼瞼挙筋の形成不全と考えられています。横紋筋線維の数が通常よりも少なく、これは眼瞼下垂の重症度に比例すると考えられています。欠落した横紋筋線維のスペースを線維組織が埋めています。横紋筋線維の数が少ないために上眼瞼挙筋は正面視や上方視で正常の高さまで上眼瞼をもち上げることができず、また、線維組織の増生のために挙筋のしなやかさが減少し、硬くなり、下方視の際に上眼瞼を十分に下降させることができません。この結果、挙筋機能が減弱し、眼瞼おくれが生じます。ミュラー筋には異常はありません。

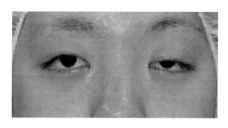

図 2-7: 左先天単純性眼瞼下垂

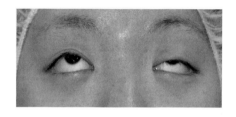

図 2-8: 先天単純性眼瞼下垂では、上方視でも下垂したままです。

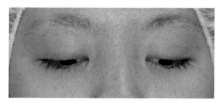

図 2-9: この病態では、下方視時に眼瞼おくれが生じます。

a-2. 瞼裂狭小症候群（78~79 ページ参照）（図 2-10）：先天眼瞼下垂、内眼角間距離の開大、逆内眼角贅皮（贅：余計なもの、不必要なもの。例：贅肉）を主徴とする症候群です。瞼裂狭小症候群は瞼裂の縦横ともに狭小しています。通常、神経支は正常ですが、上眼瞼挙筋自体に欠陥があり、異常な線維化が認められます。筋原性眼瞼下垂で、家系性が多くみられます（常染色体優性遺伝）。上記にあげた症状以外に、下眼瞼外側の外反、正常よりも外側の

涙点、平らな眉間などがみられます。また、斜視や屈折異常も 1/5〜1/3 の患者で合併します。

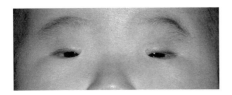

図 2-10: 瞼裂狭小症候群

a-3. Marcus Gunn 現象（Jaw-Winking）（27,62,79,131 ページ参照）
（図 2-11,12,13,14）：上眼瞼挙筋と外側翼突筋との異常連合運動で、口をあけたり、顎を左右に動かすと上眼瞼が同時に挙上する異常です。多くは片側性ですが、まれに両側性もみられます。本現象にはしばしば眼瞼下垂を合併します。この場合、ものを咬む運動を行ったり、顎を左右に動かすと、通常、眼瞼下垂の程度が軽くなります。乳児では哺乳時に多く発見されます。時には健側よりも下垂側が大きく開大することがあります。

　原因は三叉神経運動枝が上眼瞼挙筋に迷入することと考えられています。この現象は年令とともに軽快する傾向があるといわれていますが、自然治癒は極めてまれです。実際に改善しているようにみえるのは、健側の顎で咬む等の学習によるものと考えられています。

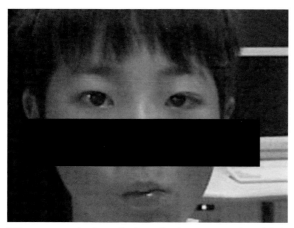

図 2-11: 口をまっすぐに向けるか、同側（左）に動かすと眼瞼下垂（左）になります。

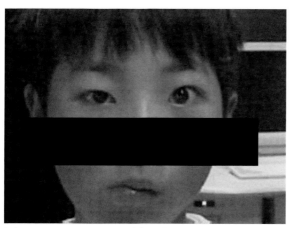

図 2-12: 口を対側（右側）へ動かすと眼瞼下垂（左）は改善し、むしろ対側よりも瞼裂が大きくなります。

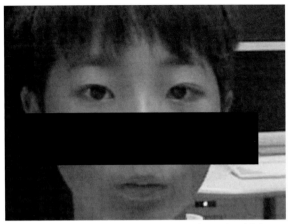

図 2-13： 口を閉じていると眼瞼下垂（左）のままです。

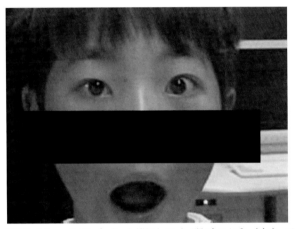

図 2-14： 口を大きく開けると眼瞼下垂（左）は改善し、むしろ対側よりも瞼裂が大きくなります。

a-4. 先天外眼筋線維症（congenital fibrosis of the extraocular muscles：旧名：general fibrosis syndrome）（図 2-15,16,17）：先天性・両側性・非進行性の外眼筋麻痺で、眼瞼下垂を伴う場合と伴

わない場合があり、少なくとも3型あります（CFEOM1、CFEOM2、CFEOM3）。通常、CFEOM1、CFEOM3は常染色体優性遺伝、CFEOM2は常染色体劣性遺伝の形式をとります。眼瞼下垂を伴う場合、外眼筋の線維化によって眼瞼下垂を生じます。3筋以上の外眼筋の線維化がある場合に「先天外眼筋線維症（CFEOM）」という診断がつきます。両側眼瞼下垂、両眼下方固定（上転不能）、それに伴う頭位異常、上方視・側方視での異常輻輳、けん引試験での他動的内上転障害などが認められます。屈折異常や弱視も多くみられ、時に中枢神経障害やMarcus Gunn現象を伴うことがあります。

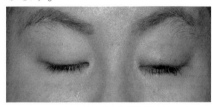

図 **2-15:** 先天外眼筋線維症。この状態でも最大の努力開瞼です。

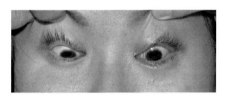

図 **2-16:** 図2-15の患者。先天外眼筋線維症では両眼が下方視で固定するため、常に顎を上げています。

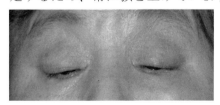

図 **2-17:** 図2-15の患者の母親も同様な症状を示していました。

a-5. 動眼神経麻痺：まれに先天動眼神経麻痺が認められます。

b. 後天性

b-1. 退行性（図 2-18）：以前は「老人性」、「加齢性」といわれましたが、現在ではこれらの用語は使わず、「退行性眼瞼下垂」といいます。英語からの影響です。

　神経異常や筋麻痺などの特別な原因がなく、加齢による組織の退行性変化で生じる眼瞼下垂です。診断は除外診断によって行い、以下のような条件を満たす必要があります。

①通常、60歳以上で後天性に発症し、家族歴に眼瞼下垂がない

②コンタクトレンズの長期装用やその他に特記すべき外傷、手術、
　疾患の既往がない

③眼位、眼球運動、瞳孔に異常がない

④抗コリンエステラーゼ薬に反応しない

退行性眼瞼下垂は腱膜性眼瞼下垂に分類される代表的な疾患で、筋自体には異常はないとされています。しかし、重度の退行性眼瞼下垂では、上眼瞼挙筋の筋力自体も低下しており、腱膜の脂肪変性もしばしばみられます。退行性なので、よく考えれば当然のことと言えます。ミュラー筋を刺激するフェニレフリンテストには反応する場合としない場合があります。退行性なので、ミュラー筋の反応も低下している可能性があるわけです。通常、腱膜性眼瞼下垂では重瞼線が上昇または消失しています。

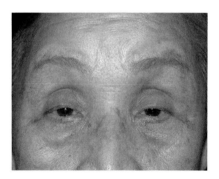

図 2-18: 両側退行性眼瞼下垂

b-2. 退行性以外の腱膜性眼瞼下垂（コンタクトレンズ長期装着後、開瞼器使用後、緑内障薬長期点眼後など）:

　コンタクトレンズ長期装用後・眼瞼下垂は、腱膜性眼瞼下垂に分類される比較的軽度の眼瞼下垂です。ハードレンズばかりでなく、ソフトレンズによっても生じます。レンズの着脱時、眼瞼を上方に牽引し、眼瞼にストレスを与える操作を行いますが、この操作が経年的に繰り返されることによって生じると考えられています。

　しかし、このタイプの眼瞼下垂では、ミュラー筋周囲に慢性炎症後と推測される線維組織の増生がみられ、ミュラー筋の慢性炎症もこのタイプの眼瞼下垂に一役買っていそうです。

　コンタクトレンズ長期装用後・眼瞼下垂は除外診断であり、診断するためには以下の条件が満たされる必要があります。
①50歳以下
②コンタクトレンズを最低3年は装用
③家族歴に眼瞼下垂がない
④特記すべき外傷、手術、疾患の既往がない

⑤眼位、眼球運動に異常がない

⑥瞳孔に異常がない

⑦抗コリンエステラーゼ薬に反応しない

⑧初期にはフェニレフリンに敏感に反応するが、晩期には反応する場合としない場合がある。

　⑧はミュラー筋の慢性炎症を示唆する所見です。初期には交感神経刺激に反応可能でも、晩期にはミュラー筋の変性や周囲の線維化のため、交感神経刺激に反応できなくなるわけです。

　開瞼器使用後・眼瞼下垂は、開瞼器を使用する手術や処置の後に発症する眼瞼下垂です。手術や処置後、数ヶ月たっても回復しないことから診断されますが、診断はコンタクトレンズ長期装用後・眼瞼下垂と同様、除外診断です。

　この病態は、以前、「内眼術後・眼瞼下垂」といわれていたものです。高齢者での白内障、緑内障などの術後や、手術侵襲および術後炎症の比較的強い網膜剥離手術や硝子体手術などの術後に発症するとされていました。しかし、ケナコルト®やアバスチン®のテノン嚢内注射後および眼内注射後、また、翼状片手術後などにも眼瞼下垂を生じることから、内眼手術後に限らず、広く開瞼器を使用する手術の後に発症することがわかりました。

　高齢者では、開瞼器を使用する手術や処置が誘引となって眼瞼下垂が進行する場合も多くみられます。

　このタイプの眼瞼下垂も腱膜性眼瞼下垂に分類されます。開瞼器によって挙筋腱膜にストレスがかかることが原因といわれています。高齢者で新たに生じた場合、術前に眼瞼下垂が起こっていなくても、もう一息で眼瞼下垂を生じるところまできていたと考えらます。

緑内障薬長期点眼後・眼瞼下垂は、コンタクトレンズ長期装用後・眼瞼下垂のように、ミュラー筋の慢性炎症が緑内障治療薬によって生じたと考えられています。また、βブロッカーがミュラー筋を弛緩させHorner症候群のよう形で眼瞼下垂が生じたものとも考えられています。

　しかし、この病態は教科書には記載されているものの、私が調べた限りでは文献上に記載がないので、その病態はいまだ不明です。ただし、チモロールに合併した重症筋無力症の報告は2報あります。

　βブロッカー説は理にかなっているようにみえますが、甲状腺眼症の上眼瞼後退に対する治療で使用した場合に全く上眼瞼が下がってこないことから、これも現実的には緑内障薬長期点眼後・眼瞼下垂の原因をサポートする考え方とはなりにくいようです。

b-3. 動眼神経麻痺（図 2-19）：麻痺性外斜視と、眼球運動障害（外転障害以外）、散瞳がみられますが、瞳孔異常を認めない場合もあります。多くは片側性ですが両側性もみられます。完全下垂が特徴ですが、回復期や異常連合運動があるとその程度に動揺がみられます。

　動眼神経麻痺では上眼瞼挙筋は動かないので、手術する場合には吊り上げ術が適応となります。しかし、動眼神経麻痺には眼球運動障害を伴うため、術後に複視を生じる可能性がある場合や片側例では手術適応とならず、また、両側例では通常、片側だけ手術を行います。

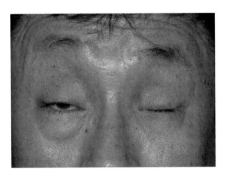

図 2-19: 両側動眼神経麻痺後・眼瞼下垂。多くは左側のように完全下垂となります。

b-4. 重症筋無力症（図 2-20,21）：神経筋接合部の障害で生じます。神経刺激に必要なアセチルコリンの受容体不足が原因です。

　本症の運動障害は神経支配とは無関係で、症状に動揺があり、また、疲労により悪化します。症状は夕方に悪化する傾向があり、体を動かしすぎても悪化します。眼瞼下垂の程度は 1 日のうちばかりではなく、経過中にもみられます。

　眼瞼下垂が抗コリンエステラーゼ薬（テンシロンテスト）や寒冷刺激（アイステスト）に反応すれば診断は容易につけることができます。外眼筋の筋電図では、時間とともに減弱してゆく"waning"を示します。中には胸腺過形成例が存在し、この場合、胸腺の過剰反応が抗体を介した自己免疫に関与していると考えられています。胸腺切除によって多くの患者が緩解しますが、胸腺腫を合併していなければ、通常、手術適応はありません。

　眼筋型と全身型の 2 型に分類されますが、眼筋型のほうが全身型に比べて予後は良好です。全身型も含めれば、重症筋無力症患者の 85%に抗アセチルコリン受容体抗体が陽性になりますが、眼

筋型だけでみると、10%程度でしか陽性例をみません。したがって、抗アセチルコリン受容体抗体が陰性であるからといって、重症筋無力症を否定できません。この場合、抗 MuSK 抗体を測定すると異常値を示すことがあります。眼瞼下垂手術を行う場合には、通常、吊り上げ術が適応となります。

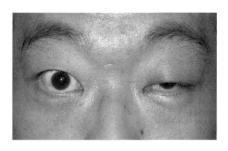

図 2-20: 重症筋無力症・眼瞼下垂

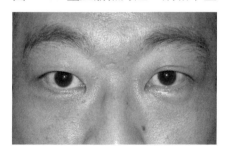

図 2-21: 図 2-20 の患者のテンシロンテスト後。両側上眼瞼はよく挙上されています。

b-5. 外眼筋マイオパチー（慢性進行性外眼筋麻痺（図 2-22）、Kearns-Sayre 症候群、眼咽頭型筋ジストロフィー（図 2-23）、進行性筋ジストロフィーなど）：

　慢性進行性外眼筋麻痺は、外眼筋マイオパチーの代表的な疾患です。慢性進行性外眼筋麻痺は重症筋無力症に類似していますが、

症状に動揺がなく、抗コリンエステラーゼ薬に反応しないことが特徴です。眼瞼下垂を前頭筋で代償している場合、疲労によって前頭筋を使用しないと眼瞼下垂が悪化するようにみえることがあります。しかし、これは症状の動揺とは根本的に異なります。外眼筋の筋電図では眼球運動が障害されているのに充実した筋放電がみられます。約半分が遺伝性であり男女差はありません。

幼児期や思春期に始まり、次第に眼瞼下垂が進行してゆきます。他の外眼筋も侵され、目は次第に正面視かやや下方視に固定されるようになります。瞳孔反応や調節は正常です。ミトコンドリア病の一症状として分類され、異常ミトコンドリアの染色像であるragged red fibre（赤色ぼろ線維）を認めます。

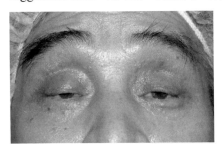

図 2-22: 慢性進行性外眼筋麻痺

通常、慢性進行性外眼筋麻痺は単独で生じますが、他の筋変性疾患や不整脈を伴う症例も多くみられます。**Kearns-Sayre（カーンズセイヤー）症候群**では、慢性進行性外眼筋麻痺に網膜色素変性症、房室ブロック、低身長、難聴などを伴います。さらに顔貌上の特徴として、細長い顔でくぼみ眼であることも特徴的です。

眼咽頭型筋ジストロフィーは、フランス系カナダ人に特徴的にみられ、多くは50歳ごろから両側進行性の眼瞼下垂と嚥下困難で

発症します。日本人にも稀にみられます。症状が両側同時に生じるとは限りませんが、結局はほとんどで両側に発症します。常染色体優性遺伝で、眼瞼下垂は両側性で時に重度となります。また、咽頭が侵されるため機械が話すような特徴的な声質となります。

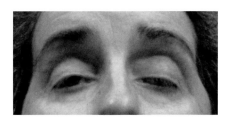

図 2-23: 眼咽頭型筋ジストロフィー（Prof. Alejandra A. Valenzuela 提供）。写真の患者はフランス系カナダ人です。

　進行性筋ジストロフィーでは、頭部や体幹の多くの筋の萎縮と脆弱が特徴的であり、時に、上眼瞼挙筋を含んだ外眼筋が侵されます。眼をうまく開閉することができず、話し方も顔面や咽頭筋の萎縮によりわかりにくくなります。
　外眼筋マイオパチーでは、通常、前頭筋は侵されないので、吊り上げ術が適応となります。しかし、合併している眼球運動障害のため術後に複視を生じる可能性がある場合、両側の手術は行わず、片側だけ行います。

b-6. Horner 症候群（図 2-24,25,26）: 交感神経麻痺による眼瞼下垂で、ミュラー筋の麻痺によって生じます。挙筋機能は正常で、下垂は軽度です。瞳孔散大筋も麻痺するため縮瞳します。下眼瞼にも下瞼板筋といわれる平滑筋（lower eyelid retractors: LER または下ミュラー筋ともいわれます）があるため、下瞼板筋の弛緩によ

って下眼瞼が軽度挙上し、瞼裂が狭小化します。このため、甲状腺眼症の見かけの眼球突出とは反対に、「見かけの眼球陥凹」を示します。交感神経刺激性のフェニレフリンを点眼すると上眼瞼は挙上、下眼瞼は下降するため、瞼裂が開大します。フェニレフリン点眼液は、日本では「ネオシネジンコーワ5%点眼液®（興和）」として発売されているので、この点眼試験を「ネオシネジン試験」ということもあります。時に、病側の顔面と頚部の無汗症を伴い、2歳以下で発症した場合には虹彩の色素脱失（青灰白色）を認めます。この色素脱出を虹彩異色といいます。

　Horner症候群は、交感神経の経路に沿った様々な病変によって生じる病態です。頭蓋や脊髄の頚部第1神経単位に病変があるかもしれませんし、胸部の上方か頚部交感神経系の第2神経単位に障害があるかもしれません。上顎神経節から始まり、頚動脈・海綿動脈洞神経叢を経由して眼窩内に入る第3神経単位が障害されるかもしれません。交感神経には以上の3つの神経単位が存在し、第三神経単位終末が効果器に接続します。腫瘍、炎症、動脈瘤、手術を含む頚部外傷がHorner症候群の主な原因となります。従って、ホルネル症候群の患者では臨床症状に応じて、脳、脊髄、胸部、あるいは頚部のMRIかCTを撮る必要があります。

　腫瘍や動脈瘤、炎症によるHorner症候群の症例では、他の神経症状としばしば関連しています。原因がはっきりするまで、眼瞼下垂の手術適応とはなりません。

　交感神経系への事故や外科的侵襲後に起こるHorner症候群の眼瞼下垂は、高い成功率で手術に反応する唯一の神経原性眼瞼下垂です。病態の本質はミュラー筋の除神経弛緩ですが、この時、ミ

ュラー筋は弛緩しているので、手術では通常、挙筋腱膜を標的とするか、挙筋腱膜とミュラー筋を共に短縮します。

◎ Horner 症候群の瞳孔点眼試験について
○ コカイン

コカインは、ノルエピネフリンの再吸収を阻害することによって、交感神経末梢の刺激作用を示します。正常眼にコカインを点眼すると、交感神経刺激作用によって瞳孔散大筋が収縮し、散瞳します。第2・第3神経単位の障害では、ノルエピネフリンが枯渇しているため、この作用は消失し、第1神経単位の障害では、若干のノルエピネフリンが貯蔵されているため、散瞳しうるが正常より弱い反応となります。

点眼試験では、5%コカインを両眼に点眼し、45分後の瞳孔径を確認します。暗所で瞳孔径の左右差が 0.8mm 以上となる場合、瞳孔径が小さい側の Horner 症候群を疑うべきとされています。点眼後、瞳孔径の差が 0.8mm 未満の場合や、患側が 2mm 以上散瞳してくる場合は、生理的瞳孔不同の可能性があります。

○ アプラクロニジン（アイオピジン UD 点眼液 1%®）

コカインは麻薬であるため我が国では使用勝手の悪い薬剤です。そこで日常の外来診察では、アプラクロニジンで代用します。

アプラクロニジンも交感神経末梢の刺激作用を有しますが、これは主に交感神経 α2 受容体の刺激作用によるもので、コカインとはその刺激機序が異なります。臨床的には、α2 受容体を介した房水産生抑制効果がレーザー後の眼圧上昇防止剤として使用されています。アプラクロニジンには弱いながらも α1 受容体刺激性も示しますが、正常の瞳孔を有意に散瞳させるほど強いものではあ

りません。しかし、交感神経の過敏性を獲得している Horner 症候群ではアプラクロニジン点眼により強い散瞳がみられます。

検査では、両眼に 5 分間隔で 2 回ずつ点眼し、30〜45 分後に判定します。Horner 症候群の患側では健側より散瞳するため、暗所において瞳孔径の左右差の逆転を生じます。

幼小児では、徐脈や傾眠傾向の副作用報告があり、使用を控えた方が無難です。

○ ハイドロキシアンフェタミン

交感神経終末にノルエピネフリンが貯蔵されている場合、その遊離を促進する作用があります。このため、神経終末が正常に保たれている第 1・第 2 神経単位の障害では交感神経末梢の刺激作用によって散瞳します。一方、第 3 神経単位の障害では、神経終末のノルエピネフリンが減少しているため散瞳が弱くなります。

0.5%ハイドロキシアンフェタミン点眼 45 分後、散瞳しなければ節後障害、散瞳する場合は節前障害と診断できます。

○ フェニレフリン（ネオシネジンコーワ 5%点眼液®）（17, 67~68, 118, 120~122 ページ参照）　第 3 神経単位の障害において、除神経性の過敏性効果のため、正常瞳孔では作用しない低濃度のフェニレフリンで散瞳します。

具体的には、5%ネオシネジン®を 1%に希釈し、両眼に点眼します。1 時間後、患側の著しい散瞳を認めれば、第 3 神経単位の障害と判定できます。

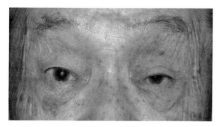

図 2-24: 左 Horner 症候群・眼瞼下垂。フェニレフリン試験前。

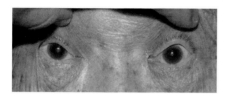

図 2-25: 瞳孔不同がみられます（左は縮瞳しています）。

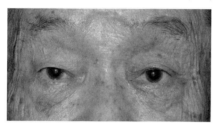

図 2-26: 図 2-24 の患者のフェニレフリン試験 5 分後の状態。左上眼瞼はよく挙上されています。

b-7. 機械性（腫瘍、異物など）（図 2-27）：腫瘍や異物などの「もの」が原因になって、その重さのために眼瞼下垂となった状態です。治療は「もの」を取り除くことです。顔面神経麻痺後に生じた兎眼の改善目的で、小さな金の板（1.2g のものが頻用される）やプラチナ製の板を上眼瞼に埋め込み、閉瞼を可能にする手術を行うことがありますが、これも一種の機械性眼瞼下垂とみなすことができます。

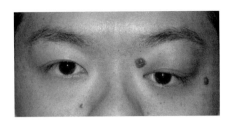

図 2-27: 左眼窩上方の腫瘍による機械性眼瞼下垂

b-8. 外傷（図 2-28,29,30：60 ページ参照）：眼瞼または眼窩の外傷によって眼瞼下垂を生じることがあります。外傷直後の上眼瞼は腫れており、また、上眼瞼挙筋の麻痺を合併している場合があります。外傷後の治癒過程で腫れや神経の麻痺が改善され、それに伴って眼瞼下垂も改善するので、受傷直後は創を合わせる程度にとどめます。決して腱膜やミュラー筋の前転は行ってはなりません。この状態で 6 ヶ月以上の経過観察を行い、改善がないか乏しい場合には、手術を計画します。小児で形態覚遮断弱視を生じる危険性がある場合には、一時的に上眼瞼を挙上させる必要があるため、後述する糸を用いた吊り上げ術（数年程度の一時的な効果を目的）が必要となる場合があります。

　また、眼瞼は内眥、外眥でしっかりと眼窩縁に固定されていますが、この固定が緩んだり切れたりすると、上眼瞼を上方に牽引した時に容易にひっくり返ってしまいます。このような場合、どんなに上眼瞼挙筋やミュラー筋を前転しても、上眼瞼がくるりと外向きに回転するだけです。もしも緩んでいたり、切れていたりしたら、眼瞼下垂の手術を行う前に必ず内眥、外眥の固定術を行わなくてはなりません。

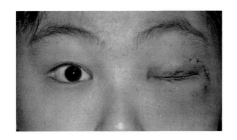

図 2-28: 左外傷性眼瞼下垂。受傷直後で創だけ縫合してあります。

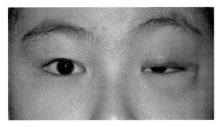

図 2-29: 受傷 43 日後。左上眼瞼は少し挙上してきました。

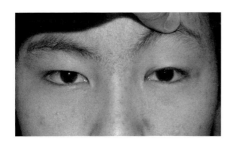

図 2-30: 受傷 2 年半後。眉は瞼縁が挙上しないように押さえてあります。日常生活に支障のないレベルまで改善しました。

b-9. 副鼻腔粘液嚢腫の眼窩内進展（図 2-31,32）：副鼻腔粘液嚢腫の眼窩内進展によっても眼瞼下垂が生じます。図 2-31,32 に示したように前頭洞からの膿の眼窩内進展が典型的です。

　眼窩内壁のさらに内側にある篩骨洞の後部から膿が眼窩内に侵入した場合には、視神経を傷害したり（鼻性視神経症）、外眼筋の運動障害を生じ、複視になることもあります。治療は耳鼻科に依頼して、副鼻腔炎の手術をしてもらいます。

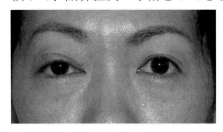

図 2-31: 右の眼瞼下垂

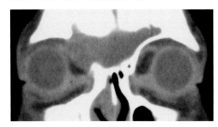

図 2-32: CT を撮ると、副鼻腔粘液嚢腫の眼窩内進展を認めました。

b-10. ステロイド性（(図 2-33)：ステロイド薬の長期内服によっても眼瞼下垂を生じることがあります。これはステロイド薬の長期内服によって、上眼瞼挙筋が萎縮し、また、腱膜が薄くなったために生じると考えられています。治療はミュラー筋も含めた挙筋短縮術が行われます。

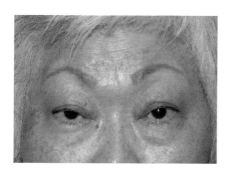

図 2-33: ステロイド薬の長期内服による両側の眼瞼下垂

b-11. ボツリヌス毒素注射後・眼瞼下垂：ボツリヌス毒素の注射後、その薬液が上眼瞼挙筋にも及んでしまった場合に、眼瞼下垂になることがあります。ボツリヌス毒素の効果は数か月なので、その効果が切れるまで待ちます。

D. 偽眼瞼下垂

　偽眼瞼下垂には、「眼瞼皮膚弛緩症」、「眉下垂」、「眼瞼痙攣・Meige症候群・片側眼瞼痙攣・開瞼失行」、「近視や視力の左右差によって眼をすぼめてみる場合」、「無眼球・小眼球・眼球癆」、「眼球陥凹」、「下斜視」、「甲状腺眼症での片側眼瞼後退の対側」、「外斜視の片目つむり」などの疾患が含まれます。

a. 眼瞼皮膚弛緩症（退行性）（図 2-34）：加齢による退行性変化のために上眼瞼の皮膚が弛緩し、それが瞼縁をこえてしまった状態を退行性の眼瞼皮膚弛緩症といいます。通常、MRDや挙筋機能、ミュラー筋には全く異常はありませんが、眼瞼下垂を合併している場合もあります。

眼瞼皮膚弛緩症は上眼瞼前葉の弛緩ですが、患者の自覚は真の眼瞼下垂と同様で、見にくさや、代償性の眉挙上による頭痛、肩こりなどを訴えます。皮膚を切除し、重瞼を作り、皮膚が瞼縁を越えないようにすると、見にくさや頭痛、肩こりは完全に消失します。場合によっては、眉の下あたりの皮膚を切除して上眼瞼をもち上げることもあります。

　眼瞼皮膚弛緩症のことを英語では"dermatochalasis"といいます。しばしば、この状態が"blepharochalasis（図2-35）"と間違って表記されることがありますが、"blepharochalasis"は主に10歳代に生じ、繰り返す眼瞼腫脹を特徴とする「症候群」です。その結果、眼瞼は弛緩し、皮膚は特徴的なブロンズ色を示します。
"Dermatochalasis"と"blepharochalasis"は全く異なる病態です。

　一重瞼の若年者で眼瞼皮膚弛緩症のような状態を示すことがありますが、通常、この状態では睫毛が眼球方向に押されており、"epiblepharon"または"cilial entropion"といわれます（15ページ参照）。この状態は特徴的には小児の下眼瞼にみられます。

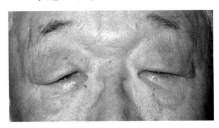

図 2-34: 両側の退行性眼瞼皮膚弛緩症（dermatochalasis）。

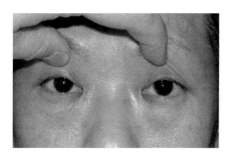

図 2-35: 両側 blepharochalasis。上眼瞼の皮膚はブロンズ色です。

b. **眉下垂**（図 2-36）：顔面神経麻痺後や加齢による退行性変化によって生じます。通常、眉下縁の位置は、眉の太さの違いから、男性で上眼窩縁、女性で上眼窩縁から 5mm 程度上です。退行性のみならず、顔面神経麻痺後でも眼瞼下垂を合併することがあります。上眼瞼挙筋は眼輪筋の拮抗筋ですが、顔面神経麻痺によって拮抗筋のバランスが崩れるため、上眼瞼挙筋も有効な運動ができなくなります。このために生じる上眼瞼挙筋の廃用性萎縮が顔面神経麻痺後・眼瞼下垂の原因であると推測されています。

　眉下垂の治療は、眉挙上術です。

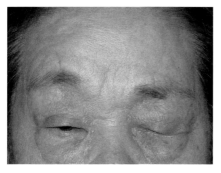

図 2-36: 左眉下垂（顔面神経麻痺後）。顔面神経麻痺後なので、左前額にしわが形成されていません。

c. 眼瞼痙攣・Meige 症候群・片側眼瞼痙攣・開瞼失行（図 2-37）：
眼瞼痙攣は両側の眼輪筋に間代性、強直性の痙攣が不随意に生じる状態のことをいいます。瞬目の頻度が増加したり、発作的に強直性の痙攣を起こす結果、眼輪筋周囲の組織が弛緩し、開瞼不能となります。眼を細めている方が楽なので、多くの患者が眼を細めた顔貌となっています。眼瞼のみにみられる**「本態性眼瞼痙攣」**と、口、下顎に不随意運動をともなう**「Meige 症候群」**とがあります。

中高年の女性に多く、時に真の眼瞼下垂や皮膚弛緩症を合併します。眼瞼痙攣では、痙攣の軽い時に医師の前では開瞼していることがあるので、詳細な病歴聴取が必要です。患者に随意瞬目を指示し、「リズムよく眉間部が動かない、スムーズな瞬きができない」ような場合は眼瞼痙攣の疑いがあります。Meige 症候群では羞明、眼球乾燥を訴えることがあります。

眼瞼痙攣や Meige 症候群の治療は、ボツリヌス毒素の注射が基本ですが、年余の経過を経てボツリヌス毒素が効きにくくなった場合には、手術を行います。睫毛根部の眼輪筋（Riolan 筋と言います）も無効にしなくてはならないので、拡大眼輪筋切除に加えて瞼板の鼻側縁、耳側縁で瞼板を縦方向に切開しておきます。この治療によって 8 割程度の患者が緩解を示し、ボツリヌス毒素の注射を継続する場合も、効きがかなりよくなります。眼瞼痙攣に対して、挙筋腱膜やミュラー筋をターゲットとした眼瞼下垂手術を行っても多くの場合で無効です。

同様の症状を示す病態に**「片側眼瞼痙攣」**がありますが、これは、脳幹で顔面神経の根部が脳底血管と接触し，顔面神経の異常興奮が生じることによって生じます。この場合、動脈瘤も鑑別に

入れておく必要があります。症状は正中を越えて対側に出現することがありません。概ね70歳以下であれば脳外科的手術によって、この接触を解除する治療を行いますが、それ以上の年齢ではボツリヌス毒素の注射を主として行います。

また、**「開瞼失行」**も同じような系統で眼が開けにくい病態で、しばしば眼瞼痙攣に合併します。開瞼と閉瞼の切り替えがうまくいかないことが原因です。

治療として様々な向精神薬がためされてきましたが、多くで無効です。時にまぶたに指をあてると開けやすくなることから（これをトリックといいます）、まぶたに針金をあてるような構造のクラッチメガネが有効なこともあります。また、開瞼失行の患者の特長として、開瞼時に眉を最大限に挙上し、少しでも眼が開けばあとはスムーズに開瞼できることから、後述する吊り上げ術が行われることもあります。

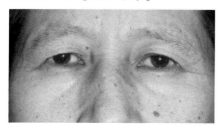

図 2-37: 両側の眼瞼痙攣関連・偽眼瞼下垂。この写真では、軽度眼瞼下垂と眼瞼皮膚弛緩症を認めます。

d. 近視や視力の左右差によって眼をすぼめてみる場合（図 2-38,39）：近視や視力の左右差によって眼をすぼめてみる場合、眉間に縦じわを寄せ、眉は耳側に下がり気味になって、眼瞼下垂のように見えることがあります。このような場合、メガネやコンタクトレンズ等による近視の矯正や視力の左右差の矯正が治療となります。

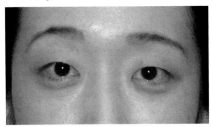

図 2-38: 正常の状態。

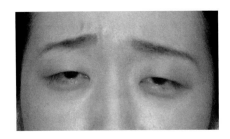

図 2-39: 眼をすぼめてみた状態。眼瞼下垂のように見えます。

e. 無眼球・小眼球・眼球癆（図 2-40,41）：無眼球・小眼球・眼球癆では、眼窩側から眼瞼をうまくサポートできないために眼瞼下垂となります。根本的な治療は、義眼床形成や義眼挿入による眼窩内容の増量ですが、姑息的に眼瞼下垂手術を行っても同等の効果が得られます。

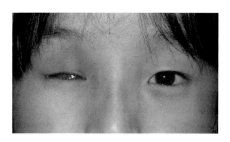

図 **2-40:** 右無眼球症。この状態は義眼台挿入後ですが、義眼は入れていません。右の眼瞼下垂が目立ちます。

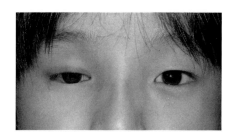

図 **2-41:** 図 2-40 の患者の義眼挿入後の状態。眼瞼下垂は改善しています。義眼側の瞼裂を大きくし過ぎると義眼が目立つので、義眼側を健側よりもやや下垂気味にするとうまく義眼をカモフラージュできます。

f. 眼球陥凹（図 2-42）：無眼球症などと同様の機序で眼瞼下垂を生じます。根本的な治療は、球後のボリュームを増やし、眼球を前に出すことですが、眼瞼下垂手術を行っても眼球陥凹がカモフラージュされます。これは甲状腺眼症の眼瞼後退の時にみられる「見かけの眼球突出」と同じ機序と考えられます。「眼球陥凹」の症例では、稀に、乳がんや前立腺がんなどの悪性腫瘍の眼窩転移、また、眼窩静脈瘤を認めることがあるので、しっかりと病歴をとることが重要です。悪性腫瘍の転移や眼窩静脈瘤が疑われるようなら、直ちに CT などの画像診断を行う必要があります。

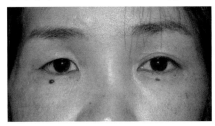

図 2-42：右の眼球陥凹に伴う軽度眼瞼下垂。右眼窩内壁下壁骨折後、右眼球が 4mm 陥凹し、軽度眼瞼下垂を生じました。

g. 下斜視（図 2-43）：上下斜視があると下斜視の眼は上眼瞼も同時に下がるため、眼瞼下垂にみえます。逆に、軽度の眼瞼下垂では、上下斜視にみえることがあります。甲状腺眼症で眼瞼症状が軽く、下直筋の拘縮が重症である場合にしばしばみられます。

　治療は、上下斜視の修正です。

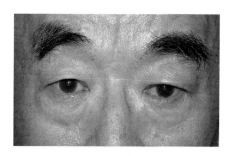

図 2-43: 下斜視による左偽眼瞼下垂。角膜反射に注目して下さい。

h. 甲状腺眼症での片側眼瞼後退の対側（図 2-44）：甲状腺眼症の片側上眼瞼後退では、対側が眼瞼下垂のようにみえることがあります。また逆に、片側が眼瞼下垂で Hering の反射によって対側の眼瞼後退がみられることがあります。

　両者の鑑別は、眼瞼後退側の眼に眼瞼おくれがあるかどうか調べることです。すなわち、患者に上方から下方までみさせ、黒目の上方に白目が見える状態（三白眼）がみられれば、眼瞼おくれがあると判断でき、そちらの眼が甲状腺眼症での眼瞼後退と診断できます。眼瞼おくれがみられなければ、対側が眼瞼下垂であると診断できます。

　治療は上眼瞼延長術を基本としますが、上眼瞼後退側の上眼瞼がまだ黒目にかかっており、対側の偽眼瞼下垂の方が目立つ場合、患者の希望を聞いた上で、対側の眼瞼下垂手術を行うことがあります。

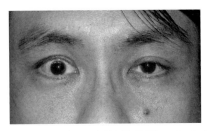

図 2-44: 右の上眼瞼後退のため左が眼瞼下垂に見えます。通常、後退側を正常位置にすると眼瞼下垂は改善します。

i. 外斜視の片目つむり（図 2-45,46）：外斜視ではしばしば患者は片目をつぶっており、対側が眼瞼下垂のようにみえます。しかし、眼を開けるとその眼瞼下垂は改善し、患側に外斜視がみられます。挙筋機能は正常で、外斜視の手術を行えば治癒します。

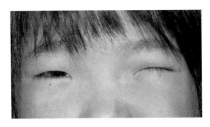

図 2-45: 外斜視の片目つむり。右も下垂しているようにみえます。

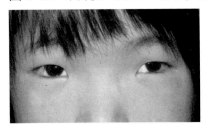

図 2-46: ここでは左眼が外斜しています。

E. 眼瞼下垂鑑別のコツ

　頻度の大きい先天単純性眼瞼下垂と腱膜性眼瞼下垂の鑑別は上方視から下方視への眼瞼の動きから判断します。先天単純性では上眼瞼挙筋の筋線維数が少なく、上眼瞼が挙上されにくいため、ほとんどの患者で挙筋機能が悪く、また、筋周囲の線維組織が多く伸びにくいため、下方視時には上眼瞼がついてくることができず、眼瞼おくれを示します。腱膜性ではおおむね挙筋機能は良好で、下方視時にも眼瞼おくれを示すことはありません。ただし、腱膜性眼瞼下垂では挙筋機能が悪いことがあります。

　そして、上眼瞼皮膚弛緩症や眉下垂などの有無を確認します。また、日内変動（筋）、嚥下障害や瞳孔異常の有無を調べ、神経原性との鑑別を行います。眼瞼手術や外傷の既往も調べます。眼瞼手術の既往があれば層構造が破壊されていることがあります。外傷では一過性の上眼瞼下垂のため、6ヶ月以上の経過観察を行い、また異物が上眼瞼挙筋そのものやその周囲に刺さって起こることもあります。異物が見えていれば診断は容易ですが、異物が眼窩内に迷入している場合は診断に難儀するため、詳細な病歴聴取が必要です。

　眼瞼腫瘍、眼窩腫瘍による機械性眼瞼下垂では、その腫瘍の切除、摘出が眼瞼下垂の治療になります。

F. 腱膜性眼瞼下垂：腱膜は瞼板から「はずれない」

　腱膜性眼瞼下垂の原因は、菲薄化（attenuation）、腱膜の裂離（dehiscence）、腱膜の瞼板からの乖離 disinsertion）の3つが考えられています。しかし、「挙筋腱膜が瞼板からはずれた」という所見は私の2000例以上に及ぶ眼瞼下垂手術の経験で、一度も遭遇したことがありません。薄くなっていたり、脂肪変性して裂離様になっている所見は何度か見たことはあります。

　実は、「腱膜が瞼板からはずれる」という所見は手術時の荒い操作によって人工的に造られたものです。そして、「腱膜が瞼板からはずれる」という所見を信じている眼形成医は一人もいません

　欧米では通常、顕微鏡やルーペを使わずに肉眼で手術を行うため、剥離操作があいまいになってしまいます。私は通常、2.5倍のルーペを使って手術を行うため、組織を完全に見極めながら剥離を進めることができます。このように丁寧な剥離操作を行っているので、腱膜が瞼板からはずれてしまうことはなく、いつも腱膜が瞼板の下方1/3の部位に付着している状態を確認しています。

　組織学的に上眼瞼を観察すると、瞼板の中央付近から上部にかけて腱膜が瞼板から浮いている所見がみられることがあります。これはホルマリン固定時の組織の収縮や組織採取時の操作によるものと考えられており、生体で同様な所見は観察されていません。経結膜的に手術を行った場合にも腱膜が瞼板からはずれているという所見は観察されないことから、上記の組織学的所見は生体で生じているとは考えにくい所見です。

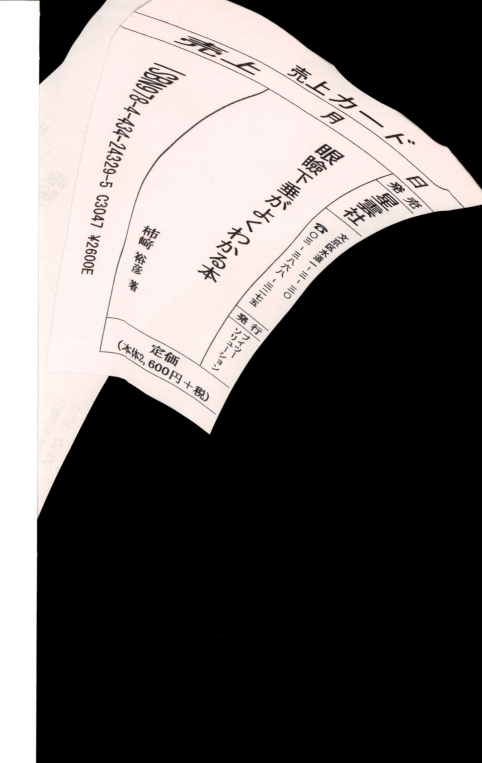

G. 先天眼瞼下垂の手術に踏み切るタイミング：先天眼瞼下垂の経過観察・治療には、小児眼科の知識が必須

　小児の眼瞼下垂治療を行うためには、視力をはじめとした視機能の発達に関する知識が必須です。一般に約3歳までに両眼視、立体視機能が完成し、6歳までに視力の発達が完成するといわれています。

　小児の眼瞼下垂に対して手術が必要となることがありますが、何時行えばよいのか、というタイミングが重要です。一般的な先天眼瞼下垂では、患児は眉やあごを上げたりしているので、上眼瞼によって瞳孔が完全に隠されていることはほとんどなく、通常は眼瞼下垂があっても「見えて」います。先天眼瞼下垂では、通常、形態覚遮断弱視にはなりません。

　しかし、先天眼瞼下垂では、そうでない場合に比べて弱視になる可能性が大きいようです。その理由は、下垂した上眼瞼によって眼球が押され、それが長期間継続するために起こってくる「乱視」によるものと考えられています。すなわち、「屈折異常弱視」を生じる可能性があります。従って、先天眼瞼下垂の手術に踏み切るタイミングは主に「乱視度」の経時的変化によることになります。乱視度で-1.5 diopter をこえてきたらそろそろ手術を考えるべきで、-2.0 diopter をこえていたら手術の適応です。

　患児が小さいほど手術後の成長による上眼瞼の高さの誤差が大きくなり、再手術の可能性が大きくなります。従って、両眼視機能や立体視機能、視力の発達に問題がないならば、できるだけ手術を遅らせるべきで、このようにすることによって手術の回数を最小限に抑えることができます。

全ての患児があごを上げたり、眉を挙げたりして、見ようとする努力をしているわけではありません。このような場合には「形態覚遮断弱視」を生じる可能性があるため、できるだけ速やかに手術を行います。

H. 白内障手術と下垂手術、どちらを先に行うべき？

これもしばしば臨床の場で問題となります。結論をから言うと、眼瞼下垂手術を先に行わなくてはなりません。その理由は、眼瞼下垂手術後の乱視度、乱視軸の変化です。

高齢者では通常、乱視軸は倒乱視化しています。乱視軸とはいわばラグビーボールの長い軸、短い軸のようなもので、長い軸が眼球に対して水平方向にあれば直乱視、垂直方向にあれば倒乱視と定義されます。眼瞼下垂の状態では、上眼瞼が眼球を押すので若干の直乱視化の傾向を示します。この状態で眼瞼下垂の手術を行うと、上下方向の短縮、左右方向の瘢痕形成による眼球圧迫のため、乱視度の増加、また、さらなる直乱視化の傾向を示します。挙筋機能の低下した患者に対し、通常の挙筋腱膜または挙筋群前転術を行った場合、特にそれらの大量前転を行った場合に生じやすいようです。このため、患者は視力低下を訴えることがあります。患者はしばしば「手術をしたら眼鏡が合わなくなった」と訴えることがありますが、それはこのような理由によります。

以上から、白内障の手術と眼瞼下垂の手術の両方を予定したい場合には、眼瞼下垂の手術を先に行う必要があります。

眼瞼下垂手術後、約1ヵ月半で上眼瞼の高さが落ち着くので、白内障手術は術後1ヶ月半以上後に行う必要があります。理想的には、瘢痕形成が落ち着いてくる術後3か月以降が望ましいと言えます。

I. レーシック手術と眼瞼下垂手術、どちらを先に行なうべき?

これも上記 H と同様、眼瞼下垂手術の後に屈折が変わってしまう可能性があるので、眼瞼下垂手術を先に行うべきです。

J. 手術ではどのぐらいを目標に挙げるべき? : 若年者と高齢者で同じでよいのか?

正常の上眼瞼の位置は、MRD でおよそ 3.5mm〜5.0mm です。しかし、全ての眼瞼下垂手術で上眼瞼をこの高さまで上げる必要はありません。若年者では MRD で 4.5mm 前後が好まれることが多いのですが、高齢者で眼瞼を上げすぎると「よく見えるようになった」という患者がいる反面、「見かけが奇異な感じで、孫からこわいと言われた」という患者もいます。術前に患者の希望を聞いておくことが重要です。

高齢者では腱膜性眼瞼下垂であっても重度下垂の患者が多くなってきます。しかし、次項に述べるように、このような場合では腱膜の大量前転を行うよりも、瞳孔が少々出るぐらい、すなわち MRD で 2mm 前後に抑えておいても「よく見えるようになった」と満足される患者さんも少なくありません。長年の適応で眉やあごを上げたりして見る癖がついており、手術後にもその癖が抜けず、眉やあごの挙上で十分に見やすさを確保できるためです。

また、高齢者では涙液が不安定であり、上眼瞼を挙上させすぎると、眼表面からの涙液の蒸発が亢進し、また、涙液のポンプ機能が改善するため、ドライアイが悪化することがあります。これも高齢者で上眼瞼を正常 MRD まで上げる必要がない理由です。

K. 左右差の解消に向けて

　左右の高さの均等を目指さねばならないこと、これが眼瞼下垂手術を難しくしている最も大きな要因です。このため欧米では眼瞼下垂手術のことを「眼瞼下垂は眼形成手術の悪夢だ！」と言わしめる理由になっています。

　左右差を可及的に小さくするために、これまで様々な工夫が行われてきました。例えば、術前に同じ高さだったら同じ前転量にする、ミュラー筋を収縮させるエピネフリンの入っていない麻酔液を使う、麻酔液注入量を左右同じにする、術中定量時に臥位だけではなく座位でも上眼瞼の高さを調べる、術中定量において左右差を完璧になくしておく、両側手術の場合は Hering の法則を考慮して下がっている方から始める、この場合、最初に行った方のまぶたの高さは対側の腱膜を前転固定すると約 2mm は下がる、手術を片側ずつ 1 週間おきに行う、エピネフリン入りの麻酔を使った場合は対側よりも 1mm オーバーに、エピネフリンの入っていない麻酔を使った場合は体側よりも 1mm アンダーに、などです。

　しかし、これらをもってしても術後の左右差を生じることがあるのが眼瞼下垂手術の難しいところです。結局、上記のような配慮を行って、それでも左右差が出てしまった場合、それはそれでと腹をくくって、抜糸の時にもう一度、創を開いて調整するしかありません。今後も左右差をなくす努力を継続しなくてはならないと肝に銘じています。

L. 眼瞼下垂手術を行ってはいけない場合と、手術にあたっての注意点

　上眼瞼が下がっているからといって、全ての患者に眼瞼下垂手術を行ってよいわけではありません。ここでは眼瞼下垂手術を行ってはいけない場合や厳密に適応を守らなくてはならない場合、また、手術にあたっての注意点を述べます。

a. 重度の眼瞼下垂に対する挙筋腱膜大量前転は術後のドライアイを増悪させる！：重度眼瞼下垂に対する吊り上げ術の有効性

　前項で少し述べましたが、挙筋腱膜の大量前転は視機能の質を下げる可能性があるため、あまり勧められる方針ではありません。前項で涙液の蒸発亢進やポンプ機能の改善について言及しましたが、それ以上に腱膜の大量前転で問題となるのは、眼瞼と眼球の接触が悪くなることです。角膜の下方で上眼瞼が眼球から浮いてしまい、浮いた部分は涙液によって角膜を潤すことができないため、乾燥が著しくなります。軽度では点状表層角膜症程度ですが、放置しておくと、びらんになり、角膜が白濁してしまうことがあります。通常、術後1〜2ヶ月で眼瞼と眼球の接触状態は改善してきますが、改善に乏しい場合もあります。従って、上眼瞼と眼球の接触不良を起こすぐらいの大量の挙筋腱膜の前転は慎むべきで、このような患者に対しては、何時でも「吊り上げ術」にシフトできるよう、日ごろから準備しておく必要があります。

　また、腱膜性眼瞼下垂であっても、重度例では挙筋自体の筋力も低下しています。腱膜性眼瞼下垂と考えて挙筋腱膜やミュラー筋を標的とした手術を開始してみたものの、実際に挙筋腱膜の動きを術中に観察して、筋の動きが悪い（挙筋腱膜やミュラー筋を

標的とした手術では効果が小さい）と判断した場合には、「吊り上げ術」に変更します。

b. 眼球運動障害

　動眼神経麻痺などの眼球運動障害がある患者で、両側の上眼瞼挙上によって複視を生じる場合、両側の眼瞼下垂手術は行うべきではありません。片側の見やすい方の眼だけ手術を行います。

c. 外傷性眼瞼下垂 （40 ページ参照）

　腫脹や瘢痕拘縮、神経麻痺の影響など、予測困難な要因が存在するため、瘢痕や一過性神経麻痺が落ちつく受傷後 6 ヶ月を目安に経過をみます。その際、眼瞼下垂があれば手術を予定します。
　外傷によって内眥、外眥のサポートが損傷されていることがありますが、この場合、眼瞼水平方向への緊張が弱くなっているため、挙筋腱膜やミュラー筋の大量前転を行っても眼瞼がくるりと回転してしまうだけで、有効な挙上が得られません。術前に内眥、外眥の弛緩の程度を評価することが重要です（distraction test）。眼瞼の水平方向の弛緩があれば、眼瞼下垂手術に先立って眼瞼水平方向の再建を合わせて行います。

d. 幼児・小児等の若年者

　成長による変化を予想することは困難であるため、一度手術を行っても再手術が必要になることがあります。手術を行えば必ず瘢痕を生じるため、手術回数に比例して手術難易度が上昇します。そのため手術時期を見極めることが重要です。

先天眼瞼下垂例では、少なくとも3〜5歳まで手術を遅らせる方がよいとされています。これは前述のとおり、顔面の成長を待って手術を行う方が再発が少なく、また、術前検査で患児の協力を得られやすいことが理由として挙げられます。さらに思春期まで手術を遅らせることができれば、局所麻酔下での手術が可能となり術中定量ができるため、より良好な結果が得られます。但し、弱視の危険性があれば直ちに手術を行わなくてはなりません。

　視機能以外では、社会心理的要素が早期手術を決定する因子の一つとなります。眼瞼下垂は周囲の人に眠そうな印象を与えるため、このことが患児に社会心理的な影響を与えると考えられるためです。

　幼児・小児等の若年者の手術は全身麻酔下で行われますが、当然、患者の協力は得られないので、定量が難しくなります。全身麻酔下で先天眼瞼下垂に対して手術を行う場合の定量は、術後に狙うMRDだけ開瞼した状態まで手術中にもっていく必要があります（図2-47）。すなわち、眼が開いた状態で手術を終わらなくてはなりません。患者は麻酔から醒めるとやや閉瞼不全は残るものの、ほぼ閉瞼できる状態になっています。

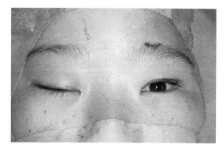

図2-47: 全身麻酔下での先天眼瞼下垂手術に対する定量。術後に狙うMRDだけ開瞼した状態までもっていく必要があります。

e. 高齢者

57 ページの項目 J と重複しますが、ここでもう一度述べておきます。高齢者では様々な要因で「視機能の質」が低下します。眼瞼下垂が生じていれば、眼瞼下垂手術を行うことで「視機能の質」は改善します。しかし、上眼瞼を挙上させすぎると、眼部のみが顔面の他部位に対して際立ち、高齢者としてはやや奇異な印象を与えることがあります。また、高齢者に対して「適切」と思われる高さまでしか眼瞼を挙上させていなくても、術後に「眼の乾燥感」を訴える患者も多くみられます。従って高齢者に対しては、「視機能の質」を改善させる程度の控えめな眼瞼挙上にとどめておいても、多くの場合で上手くいきます。

f. ドライアイ患者

上眼瞼を挙上したことによる術後の蒸発亢進やポンプ機能の改善がドライアイの原因と考えられています。従って、術前に涙液メニスカスの高さ、tear breakup time（BUT）、シルマー試験など、ドライアイに関する検査を行い、もしも、ドライアイ、または、蒸発亢進があるために術後にドライアイを発症する可能性のある患者には、MRD で 3mm ぐらいまでの控えめな手術に止めておくとよいでしょう。重症のドライアイ患者には眼瞼下垂手術を行うべきではないかもしれません。この場合、手術の可否に関して、眼表面を専門とする眼科医に術前の相談が必要です。

g. Murcus-Gunn 現象（Jaw-Winking）（24,27,79,131 ページ参照）

Murcus-Gunn 現象の患者に挙筋腱膜やミュラー筋のような挙筋群を標的にした眼瞼下垂手術を行うと、眼瞼おくれが悪化します。

治療は上眼瞼挙筋をその途中で完全に全層で切断して、上眼瞼挙筋の上眼瞼への効果を無力化した上で、吊り上げ術を行います。

M. 眼瞼下垂手術の特殊な適応：広い重瞼を狭くする方法

　眼瞼下垂手術が、通常、適応とならないケースでも、テクニックとして眼瞼下垂手術が有効なことがあります。それは幅広の重瞼を狭くする場合です（図 2-48,49）。重瞼幅は"MRD"と「重瞼線の位置」という2つの指標によって規定されるので、MRDを大きくすることによって重瞼幅を狭くすることができます。ちなみに、重瞼幅のことを英語では"upper eyelid show"、または、"pretarsal show"といいます。

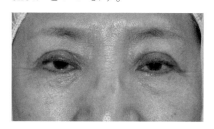

図 2-48: 幅広重瞼の患者。この患者では眼瞼下垂もあります。

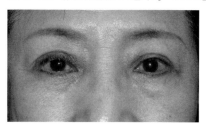

図 2-49: 経結膜的に眼瞼下垂手術を行った結果、両側とも重瞼幅が狭くなりました。

N. 理論だけが一人歩き？自律神経によるとされる各種症状の説明は、自律神経が原因と言い切れるのか？

　一昔前から、眼瞼下垂による付随的症状を、自律神経機能に絡めて理解しようとする試みが形成外科分野で行われてきました。これは上眼瞼を挙上させる成分の一つであるミュラー筋が、交感神経という自律神経に支配される平滑筋であるために提唱された説です。眼瞼下垂になるとミュラー筋に過度の緊張がかかり、これが反射によって自律神経に過度の負荷を与え、頭痛や肩こりなどの症状が生じるとされました。この説では、眠たくなると何故、眼を閉じてしまうのかという現象も説明できます。

　しかしこの説は、ミュラー筋を上眼瞼における一つの独立した組織として捉えた場合には非常に都合がよいのですが、現実はそう簡単ではありません。ミュラー筋を理解するには、眼周囲組織全体に目を向ける必要があります。

　眼球周囲には多量の平滑筋線維が存在します（図 1-1）。特に内直筋と下直筋周囲に密に分布しています。これだけであれば上眼瞼を独立した構造と考えることもできます。しかし、これらの平滑筋線維とミュラー筋とは同一の層でお互いに連続しているのです。図 1-1 をもう一度、下記に示します。

　斜視学は、眼球運動に関する眼科学の一分野ですが、現在、外眼筋周囲を覆う線維組織の層（プリー）が眼球運動のキーとなる構造と考えられており、そのプリーは平滑筋線維を多量に含み、それ独自で自律的にプリーの緊張を調節していると考えられています。これを"active pulley hypothesis"といいます。

　上眼瞼挙筋も外眼筋の一つですが、そのプリーは上眼瞼挙筋の上を横に走行する靭帯である Whitnall 靭帯と、上眼瞼挙筋と上直

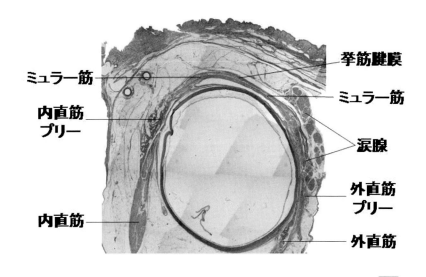

図 1-1： ミュラー筋と眼窩組織との関係。Bar＝1.5mm

筋の間を横走する intermuscular transverse ligament（ITL）という2つの靱帯によってつくられてています。しかし、他の外眼筋に比べて平滑筋線維の含有量が少ないため、上眼瞼ではそれらの靱帯の近傍に位置するミュラー筋がプリーの緊張を調節すると考えられています。

　ミュラー筋は内直筋や外直筋のプリーと連続しているので、もはやミュラー筋単独で自律神経機能を論じることはできません。もしも自律神経機能のアンバランスで頭痛や肩こりが起こるのであれば、内斜視や外斜視でも同様の症状が起こってもおかしくはないはずです。しかし、そのような報告はありません。腱膜性眼瞼下垂と類似の疾患と考えられている退行性下眼瞼内反症でも頭

痛や肩こりは生じません。また、甲状腺眼症では、常にミュラー筋が刺激されて上眼瞼が過度に挙がってしまった「上眼瞼後退」をしばしば生じますが、「眼瞼下垂」の時に指摘されるような、頭痛や肩こりは生じません。甲状腺機能亢進症では、そのホルモン作用によって疲れやすくはなりますが…。

「ミュラー筋過緊張説」では、三叉神経系の関与など、神経回路の説明も行われています。しかし、その説明も推測の域を出ていません。ミュラー筋過緊張説の神経回路の有無を確実に証明する方法は、その説に重要な役割を果たしている脳の神経核に電極を直接的に刺し、そこを刺激し、推測された反応が起こるかどうかを確かめることです。これが行われていないこともミュラー筋過緊張説が弱い原因と考えられます。

「眼瞼下垂」が起こると、まずは眉を上げて眼を大きく開こうとします。この時、後頭部から頭頂部を通り、眉部に至る「前頭後頭筋」が収縮します。この筋の収縮状態が持続すると疲れてくるので、「頭痛」を生じるようになります。さらに「眼瞼下垂」がひどくなると、顎を上げてものを見るようになります。そうなると肩の筋肉が持続的に収縮し、疲れてしまい、肩こりを生じます。

ミュラー筋過緊張説を敷衍すると、内斜視や外斜視、退行性下眼瞼内反症でも肩こりや頭痛が生じてもよさそうですが、そのようなことはありません。肩こりや頭痛は、「眼瞼下垂」に対する適応によって生じたと考えるほうがより論理的です。

以上より、「ミュラー筋を介した」とされる自律神経症状の改善を主目的に行われる眼瞼下垂手術は、その前提自体が不確かなので、それを目的に手術を行うことは論理的に正しいとは言えません。結局、「結果的に」改善したとしか言いようがありません。実

際に眼瞼下垂があって手術されるのであれば整合性がありますが、眼瞼下垂がないにもかかわらず、わざわざ上眼瞼におもりをつけて「潜在性眼瞼下垂（代償期眼瞼下垂）」なる病態（？）を発掘して、眼瞼下垂手術を行うに至っては、過剰診療の謗りは免れないでしょう。「視機能の質：quality of vision （QOV）」改善以外の目的で眼瞼下垂手術を行うことは、現状ではエビデンスに基づいた治療とは言えません。

　また、「ミュラー筋は上眼瞼挙筋の筋紡錘として働くため、ミュラー筋に操作を加えてはいけない」という主張もあります。しかし、この筋紡錘に関する仮説にもいくつかの欠点・矛盾点があります。①フェニレフリン試験（17, 38, 118, 120~122 ページ参照）が陽性の場合（図 2-50,51）、挙筋群の前転量は少量のため、大部分のミュラー筋は傷害されず、その機能はほとんど保持される、②フェニレフリン試験に反応がない症例は交感神経刺激に反応しない、③挙筋腱膜のみを前転した場合、ミュラー筋は弛緩し、交感神経刺激に反応しなくなるため、廃用性萎縮をおこす、④ミュラー筋からの交感神経反射はミュラー筋だけでは説明できず、眼窩周囲に多量に存在する平滑筋線維も同時に考慮されなくてはならない、⑤胎児における研究で、上眼瞼挙筋自身に筋紡錘が存在することがわかっており、この事が先述の報告では触れられていない。以上の 5 つが「ミュラー筋の筋紡錘仮説」に対する欠点・矛盾点です。

　このように、「眼瞼下垂」におけるミュラー筋に関する理論は、理論としては面白いのですが、それに対する反証や眼窩内平滑筋線維群、上眼瞼挙筋にもともとある筋紡錘の存在によって、以前考えられていたほどの絶対的な考え方とはいえなくなっています。

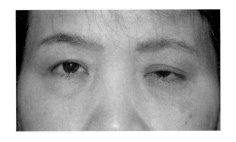

図 2-50：フェニレフリン試験前。両側の上眼瞼は下垂しています。特に左の下垂が顕著です。

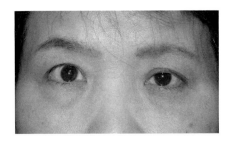

図 2-51：フェニレフリン試験後。両側の眼瞼下垂が改善しました。

O. 挟瞼器はミュラー筋を傷害するか？

　挟瞼器の使用がミュラー筋を傷害するとする説があります。これもまた、理論としては面白いかもしれません。しかし、手の外科で使用するタニケット（腕を縛って創部からの出血量を減少させる目的で使用）では何も傷害されません。挟瞼器の挟む力はそれほど強くはありません。また、挟瞼器は眼瞼組織の層剥離の時にだけ用いる器械で、何十分も使い続けるものではありません。何時間も眼瞼を挟瞼器で挟み続ければその疎血効果によって組織が傷害されるかもしれません。しかし、ミュラー筋を温存するという大義のために、仮説でしかない事象に対して、あたかも100%

起こるかのように喧伝することは、百害あって一利なしです。前述のように、ミュラー筋に関する数々の理論は「面白い」かもしれません。しかし、この理論は局所だけにとらわれることによって眼部全体との関わりを無視しているため、その説明のほとんどは根拠の不確かなものになっています。

P. まぶたにおもりをつけて下垂の程度を評価することは、上眼瞼挙筋の性質を無視した全く無意味な検査

　先ほど「眼瞼下垂がないにもかかわらず、わざわざ上眼瞼におもり（クリップ）をつけて「潜在性眼瞼下垂（代償期眼瞼下垂）」なる病態（？）を発掘して」という内容を述べました。しかし、これは上眼瞼挙筋というものの性質を全く理解していない検査であると言わざるをえません。

　筋肉には、スピードや機能を重視する「紡錘筋」と力発揮に有利な「羽状筋」があります。上眼瞼挙筋を含めて、眼を動かす筋肉は全て「紡錘筋」です。考えてみれば至極当然で、まぶたを上げたり、眼を動かしたりするのに、力はほとんど必要ありません。また、眼窩という非常に狭い限られたスペース内では薄くて平べったい筋肉の方が好都合です。このような性質をもつ筋肉に力発揮を目的とする検査を行うことに何の意義があるのでしょうか。

　「潜在的眼瞼下垂」を発掘するという大義名分があるのかも知れませんが、その時点で眼瞼下垂がないものに手術を行う意義はありません。「眼瞼下垂」の有無、程度は、伝統的に行われてきた自然な状態での「角膜反射と上眼瞼縁との距離（margin reflex distance-1 [MRD-1]）」と「下方視から上方視に付随する上眼瞼の移動距離（挙筋機能）」で判断すべきです（20~21,74~75 ページ参照）。

Q. 眼瞼下垂手術後自律神経失調症

　以前、「眼瞼下垂による付随的症状を、自律神経機能、特に交感神経に絡めて理解しようとする試みが形成外科分野で行われてきた」と述べました。しかし、医学的に眼に関連する自律神経といえば副交感神経の方がむしろ注目を集めてきました。眼-心臓反射がそれです。

　眼-心臓反射とは、眼が圧迫されると三叉神経、延髄を介して迷走神経が刺激され、心拍数が低下する反射です。ひどい場合には心停止を起こすこともあります。眼の奥の方の眼窩の手術を行っているときに眼を圧迫すると、しばしばこのような現象に遭遇します。圧迫を解除するとすぐに心拍は元に戻ります。

　このような劇的な現象が眼瞼下垂の手術後に生じるわけではないのですが、眼球への弱い圧迫が継続的な負荷となって、眼瞼下垂手術後に自律神経失調症のような症状を呈する患者さんがいることがわかってきました。症状を列挙すると、以下のような感じになります。

○脳が電子レンジに入れられて沸騰している感覚
○脳が狂ってしまうような感覚
○前頭部の強烈な頭痛
○浅い呼吸（昼寝をしていると呼吸が止まり苦しくて起きる）
○意識混濁（呂律が回らず酔っ払っているような話し方で、声量が保てない）
○見当識障害（特に就寝から目が覚めたとき、時間、場所、季節がわからない）
○無感情（喜怒哀楽を感じない）

○集中力低下（自分が何をしているのかわならなくなる）

○記憶力低下（5秒前のことがわからない）

○足が地についていない感覚（いつも斜めに傾いて歩いているような感覚）

○薄い五感（味覚がない、においがない、見たものを認識できない、耳がよく聞こえない、風を感じない、暑さを感じない、触れている感覚がない）

○異常な筋緊張（顔面から体幹にかけて常に力が入って固まってしまう）

○発汗異常（手足が異常に冷たく、夏の暑い日にサウナに入っても汗が出てこない）

○便秘（薬剤を使用しなければ排便不能）

○食事をすると血液潅流の臓器配分が変化するためか脳が異様に苦しくなる

○一分たりとも休まることがないが、特に起床後が一番きつい

　以上のようにつかみどころのない様々な症状が、眼瞼下垂手術後に生じることがあります。症状のきつさから社会生活が営めず、会社の退職を余儀なくされるような患者も少なくはありません。

　このような症状は、以前はほとんど知られていませんでした。しかし、ここ数年、我々の病院を上記不定愁訴で受診する患者が増え、治療に難渋しています。

　以上のような症状は、広い範囲の剥離を行った眼瞼下垂手術後に生じることがほとんどであることから、広範囲に形成された瘢痕によって、上眼瞼の縦方向ばかりでなく、横方向にも短縮（拘

縮）が生じ、継続的な眼球への圧迫のために、自律神経失調症を生じたものと考えています。

　従って、治療の主目的は、上眼瞼の縦方向、横方向の双方への瘢痕の完全解除で、術後の再発予防にために脂肪や口蓋粘膜の移植も併用します。

　このようなかなり激しい手術を行って症状が劇的に改善することもありますが、そうでない場合もあり、一度、このような症状が生じてしまった場合、症状が不可逆性になる可能性があることを知っておくべきです。

R. 低侵襲手術（小切開手術）のすすめ

　前項でのべたような症状の発生を抑えるために、瘢痕形成のより少ない低侵襲の手術が推奨されます。具体的には小さな皮膚切開からアプローチする方法です。眼瞼下垂手術の中には、二重手術の埋没法のように、切らないで糸だけで行うものありますが、長期的効果は不明です。やはり少しでも切開を加えて行う方が安心です。

　現在までこれらの方法で、眼瞼下垂手術後自律神経失調症になった患者さんは一人もいません。手術の詳細は後に述べます（105ページ〜参照）。

第 3 章　各種眼瞼下垂の手術の利点と欠点

A. 術前の診察

表 1（83~84 ページ参照）に術前診察の項目を示しました。以下に各項目（診察）を行う理由を述べてゆきます。

a. 病歴聴

○ **分娩歴**：鉗子分娩のため小眼球となっている場合があります（図 3A-1）。通常、角膜は白濁しており、視力はよくないので、眼瞼下垂手術後はコンタクト義眼（カラーコンタクトレンズ）をつけるとよいでしょう。また、鉗子分娩では眼瞼損傷による外傷性眼瞼下垂も生じることがあります。

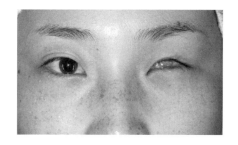

図 **3A-1:** 鉗子分娩による左小眼球、左軽度眼瞼下垂。小眼球のため、左下眼瞼は挙上しています。通常、鉗子分娩での角膜の傷は縦につきますが、この患者では横についています。

○ **家族歴**：まれに家族歴のある先天眼瞼下垂がみられます。
○ **既往歴**：以前の眼瞼手術の有無、その種類を聞きます。2 回目以降の手術では瘢痕が形成されているため、手術が難しくなり、また、有効な眼瞼挙上が得られないことがあります。以前の外傷

の有無も聞いておきます。通常、外傷によって眼瞼下垂を生じた場合、約6ヶ月間経過を観察した後に手術を行うかどうかを決定します。半年の間にある程度改善してくるのが普通です。改善が不十分な場合に手術適応となります。ホルネル症候群、重症筋無力症、筋変性疾患等、眼瞼の高さに影響を与えることがある全身疾患の既往も聴取しておきます。これらの疾患に対しては、通常、吊り上げ術が適応となります。治療は神経内科と共同で行います。

○日内変動の有無：重症筋無力症を鑑別するための項目です。高齢者の退行性眼瞼下垂でも患者は「夕方になるとまぶたが重い、見にくい」と訴えることがあるので、鑑別不能の場合には、後述するテンシロンテスト、アイステストを行います。

b. 眼科検査

○ MRD（20~21ページ参照）：MRDが3.5mm以下の状態を「眼瞼下垂」と定義します。検査時には、顔は必ず真正面を向き、あごを上げてもおらず、引いてもいない状態にします。患者に自然開瞼させて、前方から光を当て、その反射の位置と瞼縁の位置をメジャーで測定します。

　通常、眼瞼下垂は3段階（軽度、中等度、重度）に分類されます。軽度はMRDで3.5mmから2.0mmまで、すなわち、上眼瞼が瞳孔上縁よりも高い位置にある場合をいいます。中等度は、MRDで1.5mmから0mmまで、すなわち、上眼瞼縁が瞳孔にかかってはいるものの、角膜反射はかろうじて認められる状態です。それよりも下がった状態が「重度」です。

○ 挙筋機能（20~21ページ参照）：眼瞼下垂の検査では最も基本的な部類に入ります。最下方視から最上方視までに上眼瞼が動い

た距離を測定します。その際、眉をその下の骨に押さえつけて、前頭筋の力が上眼瞼の挙上に影響を与えないようにします。通常では 15mm 以上の挙筋機能を示しますが、重度の腱膜性眼瞼下垂や先天下垂では 1 桁台になることがあります。

　挙筋機能の 2mm 分は上直筋の牽引によるので、挙筋機能 2mm は、実質、挙筋機能 0mm ということになります。挙筋機能は、10mm ＜ excellent（Normal）、8mm< good、5mm< fair、<5mm を poor と分類します。通常は、挙筋機能が"poor"と分類される「4mm 以下」の患者に「吊り上げ術」は適応となります。

　最近では「挙筋機能 4mm 以下」という数字にこだわらず、挙筋機能が 7mm 以下の"fair"の状態に対して、はじめに挙筋腱膜やミュラー筋を標的とした眼瞼下垂手術を行って、上眼瞼縁と眼球との接触の状態を観察し、もしも接触が悪ければ、吊り上げ術に変更する、という戦略をとることもあります。その理由は、術前の挙筋機能が必ずしも真の挙筋機能を反映しているとは限らないためです。

　外傷や眼瞼手術の既往のある患者では、挙筋腱膜の断裂のため、みかけ上、挙筋機能が低下していることがあります。このような患者では、吊り上げ術を行わなくとも断裂した挙筋腱膜を修復することで眼瞼下垂が改善します。上眼瞼縁と眼球との接触不良が少しであれば、術後数ヶ月で 1~1.5mm 程度、上眼瞼が下がってきて接触がよくなることが大部分なので、そのまま挙筋腱膜やミュラー筋を標的とした手術を行います。

○ **Bell 現象**：まぶたを強く閉じると、通常、眼球は上転します。これを"Bell 現象"といいます。Bell 現象のない、ないしは、弱い

患者では、少々の兎眼でも容易に角膜傷害を生じるので、上眼瞼を正常レベルにまで挙上すべきでないことがあります。

〇 重瞼の有無・重瞼の高さ：眼瞼下垂を生じている眼瞼では、しばしば重瞼線が上昇しています。この上昇した重瞼線は、通常、眼窩隔膜と挙筋腱膜の合流部にできます。上眼瞼挙筋の牽引力が弱くなったために、眼瞼の皮膚を牽引する力が減少し、元々の重瞼線が消失し、眼窩隔膜と挙筋腱膜の合流部に新たに線ができたと考えられています。手術の時に注意しなくてはならないのは、術前に重瞼があったからといって、この新しくできた高い位置の重瞼線を真の重瞼線と判断して重瞼作成を行ってはならないということです。人工的に作った重瞼線は深くなるため、くぼみ眼様の上眼瞼（sunken eye）になってしまいます。上眼瞼の切開線は皮膚をぴんと張った状態で瞼縁から 10mm をこえない部位に設定しなければ、やたらと広い重瞼ができるばかりでなく、術後の重瞼線の修正が難しくなります。

　前述のように重瞼幅は、瞼裂高と重瞼線の位置という 2 つの指標によって規定されるため、通常、眼瞼下垂手術後には重瞼幅は小さくなります。

〇 眼瞼おくれ（22~23 ページ：図 2-9）：眼瞼おくれとは、上方視から下方視に向かう途中、上眼瞼の動きが眼球の動きについてゆけなくなった状態をいいます。通常、後天眼瞼下垂では眼瞼おくれは生じませんが、単純性先天眼瞼下垂では眼瞼おくれが診断の鍵となります。後天下垂でも重症筋無力症を合併した甲状腺眼症では眼瞼おくれを合併することがあります。

○ Heringの法則（3A-2,3,4,5）：上眼瞼を支配する神経核は両側支配であるため、片側性眼瞼下垂の手術を行った場合、対側の、一見、正常に見える上眼瞼が術後に眼瞼下垂になることがあります。従って、術前に用手的に下垂した眼瞼を挙上し、対側に眼瞼下垂を生じるかどうか調べます。ただし、この検査で対側に眼瞼下垂が認められる患者は10%に過ぎないため、この検査でHeringの現象がみられなくても、術後に対側の正常眼瞼が下降してくることがあります。

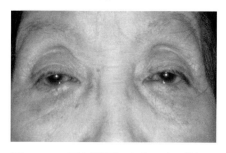

図 3A-2: 両側眼瞼下垂　（野間一列先生（広島市）提供）

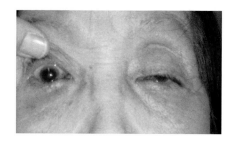

図 3A-3: 図3A-2の患者の右上眼瞼を指で挙上すると、左の眼瞼下垂が悪化しました（Heringの現象）。（野間一列先生（広島市））

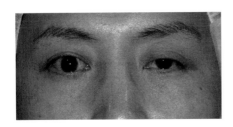

図 3A-4: 左眼瞼下垂。（野間一列先生（広島市））

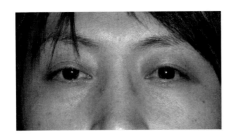

図 3A-5: 図 3A-4 の患者の左挙筋前転術後。右の上眼瞼が左の術後に下降しました（Hering の現象）。（野間一列先生（広島市））

○ **兎眼**：顔面神経麻痺後では、眉下垂に伴う偽眼瞼下垂を生じますが、拮抗筋である上眼瞼挙筋の萎縮によって、真の眼瞼下垂を生じていることがほとんどです。この場合、同時に下眼瞼外反症を認めることもあります。重度の下眼瞼下垂や下眼瞼外反症では、眼瞼下垂の手術を行う前に、これらの矯正を行っておく必要があります。また、顔面神経麻痺の患者はもともと閉瞼力が弱いので、眼瞼下垂手術を行う場合には控えめに行う必要があります。

○ **逆内眼角贅皮・内眼角乖離**（23~24 ページ：図 2-10）：小児ではしばしば内眥部で涙丘を覆うように皮が張っています。この皮のことを内眼角贅皮、または、蒙古ひだといいます。モンゴル地方の砂漠からおこる砂ぼこりを避けるためにある、などとまこと

しやかにいわれています。通常は上眼瞼側の皮膚にこの贅皮は連続しますが、まれに下眼瞼側と連続していることがあります。この状態を逆内眼角贅皮といいます。逆内眼角贅皮の患者ではしばしばその皮のせいで見かけの内眼角乖離（かいり）を生じており、この時、同時に眼瞼下垂を多くの例で合併しています。逆内眼角贅皮、見かけの内眼角乖離、眼瞼下垂を同時に生じている状態を「瞼裂狭小症候群」といいます。瞼裂狭小症候群の患者では、内眼角形成を行うだけで上眼瞼は軽度、挙上するので、診断が治療方針に直接的に影響します。

○ **Murcus-Gunn 現象（Jaw-Winking）**（24,27,62,131 ページ参照）：Murcus-Gunn 現象は外側翼突筋（よくとつきん）を支配する三叉神経運動枝が動眼神経上枝（挙筋枝）に迷入したため、咀嚼や左右方向の顎の動きに同調して瞬目が起こる現象のことをいいます。特発性に起こる場合と、外傷後に起こる場合があります。Murcus-Gunn 現象の患者に、挙筋腱膜やミュラー筋を標的にした眼瞼下垂手術を行うと、眼瞼おくれが悪化します。治療としてはまず、上眼瞼挙筋をその途中で完全に全層で切断し、上眼瞼挙筋の上眼瞼への効果を無力化した上で、吊り上げ術を行います。

○ **瘢痕形成**：瘢痕によって上眼瞼が過度に横方向や下方に牽引された場合、眼瞼下垂を生じることがあります。植皮や皮弁、Z 形成術などの瘢痕修正術によって眼瞼下垂が改善します。

○ **顎上げ・眉挙上**：これも重要な観察項目です。特に小児で顎上げや眉挙上によって眼瞼下垂が代償されていない場合、形態覚遮断弱視を生じる危険があるため、早急に手術を行う必要があります。また、眼瞼下垂患者が顎上げや眉挙上によって眼瞼下垂を代償している場合、頭痛や肩こりの原因となります。手術を行うと

これらは改善します。頭痛や肩こりの原因として自律神経系の関与が推測されましたが、前述のように、眼瞼下垂と類似の発症メカニズムをもつ退行性下眼瞼内反症で肩こりや頭痛が見られないこと、斜視でプリー内の平滑筋線維の緊張が変わっているにも拘わらず、肩こりや頭痛がみられないこと、理論そのものが眼窩内平滑筋線維群の関与を無視していること、などによって、自律神経症状としての肩こりや頭痛は否定的に解釈しなくてはなりません。

○ **瞳孔（瞳孔不同、対光反射）**：動眼神経麻痺の一症状としての散瞳の有無、眼内炎後の瞳孔偏位をチェックします。そのほか、対光反射をチェックし、relative afferent pupillary defect（RAPD）の有無も調べておきます。急激に発症した眼瞼下垂と同側の瞳孔が散大した場合、脳動脈瘤（破裂）に伴う動眼神経の圧迫が強く疑われるので、緊急に脳神経外科への紹介が必要です。

○ **屈折・視力**：単純性先天眼瞼下垂では、乱視度が手術適応に重要な判断材料となります。また、全ての眼瞼下垂手術の術後で屈折、視力が変化する可能性があるため、術前の屈折、視力の測定は必須です。

○ **眼球運動・斜視**：動眼神経麻痺、滑車神経麻痺、外転神経麻痺double elevator palsy、先天外眼筋線維症、慢性進行性外眼筋麻痺および甲状腺眼症、その他の眼球運動障害の有無をチェックします。特に下斜視は偽眼瞼下垂を生じうるため、必ずチェックします。動眼神経麻痺のように両側眼瞼下垂手術を行うことによって複視が悪化する場合、両側眼瞼下垂手術の適応はありません。

○ **涙液分泌**：眼瞼下垂手術の後でドライアイが悪化することがあります。特に高齢者では涙液が不安定になっているため、あまり

上眼瞼を上げすぎると涙液の蒸発が亢進してしまいます。また、眼瞼下垂手術の性質上、上眼瞼の瞼板上縁付近に数個ある副涙腺を傷害してしまうことも眼瞼下垂手術後ドライアイの原因です。以上から、眼瞼下垂手術前の涙液分泌検査は必須です。

〇 前眼部・眼底検査：眼瞼下垂手術は視機能の質の改善のために行われる手術です。このため、術前の眼球内の状態を知っておくことは重要です。緑内障手術後の患者では上方結膜の濾過胞の有無を観察し、手術操作で傷つけないように十分配慮する必要があります。Kearns-Sayre 症候群では網膜色素変性症を合併することがあります（34 ページ参照）。

c. 全身検査

〇 甲状腺機能（血液検査）：甲状腺機能異常は上眼瞼の高さに影響を与えることがあります。真の眼瞼下垂を生じる場合、通常、甲状腺機能と関係なく発症します。甲状腺機能異常は重症筋無力症を合併しやすいため、甲状腺機能異常を鑑別しておくことは必須です。また、片側の上眼瞼後退があると対側が眼瞼下垂にみえることがあります（52 ページ:図 2-44）。

〇 抗アセチルコリン受容体抗体（血液検査）：重症筋無力症が疑われる場合に行います。ただし、眼筋型重症筋無力症の 10%程度にしか抗アセチルコリン受容体抗体は陽性とならないので、陰性だからといって否定はできません（32~33 ページ参照）。

〇 抗 MuSK 抗体（血液検査）：抗アセチルコリン受容体抗体陰性でも、なおも重症筋無力症が疑われる場合に追加の検査として行います。現行の保険制度では、抗アセチルコリン受容体抗体の

検査と同日には施行できないため、抗アセチルコリン受容体抗体陰性を確認した上で、後日、行います。

〇 テンシロンテスト・アイステスト（32~33 ページ参照）：これも重症筋無力症が疑われる場合に行います。神経と筋肉の間の伝達はアセチルコリンという神経伝達物質を介して行われますが、アセチルコリンはその分解酵素であるアセチルコリンエステラーゼによって容易に分解されます。

　テンシロンテストは、アセチルコリンの分解を阻害する薬剤である抗コリンエステラーゼ薬（塩酸エドロフォニウム（テンシロン）：アンチレクス注射液® 1A 1ml（10mg））を静脈注射し、筋無力症状が改善するかを調べる検査です。塩酸エドロフォニウムは、作用は弱く、効果の持続時間が短いのが特長です。生理食塩水などで血管ルートをキープした後、側管から塩酸エドロフォニウム 1A を 30 秒以上かけてゆっくりと注入し、10 分間経過を観察します。静脈注射の効果は 1 分以内に現れ、3~5 分間続きます。注射によって眼瞼下垂や複視、筋力低下などが改善した場合に陽性と判定し、患者は重症筋無力症と診断されます。効果のない場合は陰性とします。副作用として一過性の流涙、顔面紅潮、悪心、腸運動の亢進（腹痛やグル音）などを生じることがあります。そのため、検査時には塩酸エドロフォニウムの拮抗薬である注射用アトロピン®を用意しておきます。

　アイステストは上眼瞼を冷やすことによってコリンエステラーゼの活性を低下させ、アセチルコリンの分解を抑制することによって上眼瞼の挙上を調べます。氷水の入った袋を上眼瞼にあて、2~3 分待った後、上眼瞼の位置を評価します。しかし、この検査

は痛みを伴うので、1~2 分で切り上げることもあります。外来で簡単にできる検査なので、テンシロンテストに先駆けて行います。

〇 **CT・MRI**：機械性眼瞼下垂で腫瘍や炎症が疑われる場合、CT や MRI を撮ります。MRI の T2 強調像では直接的に炎症の評価が可能です。

表1: 術前診察チェックリスト

病歴聴取

　分娩歴

　家族歴

　既往歴

　日内変動の有無

眼科検査

　眼瞼

　　MRD

　　挙筋機能

　　Bell 現象

　　重瞼の有無、重瞼の高さ

　　眼瞼おくれ

　　Hering の法則

　　兎眼

　　逆内眼角贅皮、内眼角乖離

　　Murcus-Gunn 現象（Jaw-Winking）

　　瘢痕形成

　顎上げ、眉挙上

　瞳孔（瞳孔不同、対光反射）

屈折、視力

眼球運動、斜視

涙液分泌

前眼部・眼底検査

全身検査

血液検査

甲状腺機能

抗アセチルコリンレセプター抗体

抗 MuSK 抗体

テンシロンテスト、アイステスト

CT および MRI

B. 経皮法
a. 上眼瞼挙筋腱膜とミュラー筋を同時に前転する方法

　眼瞼下垂に対する手術には、大きく分けて、経皮法と経結膜法があります。経結膜法は皮膚面に傷がつかないというメリットはありますが、術中定量や生理的な眼瞼カーブの作成がやや困難で、余剰皮膚の切除が必要な場合は、結局、皮膚を切らなくてはならない、などのディメリットがあります。一方、経皮法での眼瞼下垂手術では皮膚を切開しますが、その部分は重瞼線になるため、傷はほとんど目立ちません。また、術中定量や生理的な上眼瞼カーブの作成を容易に行うことができ、余剰皮膚の切除も可能です。

a-1. 腱膜性眼瞼下垂診断のポイント

　腱膜性眼瞼下垂の原因は、挙筋腱膜の菲薄化（attenuation）や裂開（dehiscence）、付着の裂離（disinsertion）などとされるため、挙

筋機能は正常範囲内（10mm 以上）であることがほとんどです。ただし、裂開や裂離の程度によっては、挙筋機能を測定ができないことがあります。また、重瞼線の上昇、深い上眼瞼溝や瞼板前面の皮膚の菲薄化も多くの場合でみられます。上眼瞼溝とは上方の眼窩縁下方にできるくぼみのことで、白人種に顕著です。

　腱膜性眼瞼下垂では、上眼瞼挙筋には異常はないとされてきましたが、最近、上眼瞼挙筋の筋力が腱膜性眼瞼下垂でも低下していることが報告されました。すなわち、重度の眼瞼下垂では、挙筋腱膜の大量前転を行っても、有効に上眼瞼が挙上されない場合があります。

a-2. 手術適応と治療方針の決定

　上方視野が欠損してくる中等度から重度が、眼科的な手術適応です。現状の腱膜性眼瞼下垂の定義上、筋力は十分にあるため（やや筋力低下するという報告はありますが）、挙筋腱膜の前転を第一選択として行います。重度で挙筋機能がほとんど測定できない場合でも、腱膜性眼瞼下垂である限り、まずはこの方針に従います。

　本項では、経皮アプローチから、挙筋腱膜とミュラー筋を一塊として前転する方法に関して説明します。ここでは眼科医が一般的に使う挟瞼器を用いています。高周波メスなどの電気メスや炭酸ガスレーザーを用いると出血が少なくてスムーズな手術が可能になるため、挟瞼器を用いない方法も普及してきました。この方法は、b-1 小切開法で解説します（105 ページ～参照）。

　挙筋腱膜とミュラー筋を合わせた挙筋群を適切に瞼板に固定すれば、ほとんどの場合、眼瞼下垂は劇的に改善します。ただし、前述のように、過度の前転を行うと上眼瞼の下部が眼球から浮い

てしまい、ドライアイを生じる危険があるため、その場合には吊り上げ術を行います。

a-3. 使用器械：使用器械は以下のとおりです。

No.15 メス、メスホルダー、スプリングハンドル剪刀、柿﨑式コリブリ鑷子（はんだや）、眼科用鑷子（有鉤、無鉤）、挟瞼器（横幅が 24mm 程度のもの）、モスキートペアン 3 本、つり針鉤（小 x2、中 x 1、または小 x3 ; ない場合には直径 20mm 程度の糸なしの丸針）、眼科剪刀（曲）、眼科用持針器（柄の長いものが better）、ヘガール型持針器(なるべく小さいもの、長さ 12cm ないしは 14cm のもの)、5-0 絹糸 3 本、6-0Asflex®糸（直径 9mm 前後、3/8 の丸針）、のう盆（生理食塩水を入れておくため）。

6-0Asflex II ®糸は糸として安定しており、ナイロン糸のような長期経過後の加水分解が起こりません。また、針は丸針で、針先が強度を増すよう加工されており、7~8 回程度の瞼板への刺入でも切れ味が変わりません。角針は瞼板を切ってしまい、手術中の try & error の繰り返しができないため、眼瞼手術ではお勧めしません。

a-4. 手術-Step 1

腱膜性眼瞼下垂では、重瞼線が上昇しています。これは眼瞼下垂の結果、病的にできた線なので、デザインでは無視します。切開線は、皮膚をしっかりと眉側に引いた状態で、瞼縁から 5~8mm の部位に引いておきます（図 3B-1）。日本人では、この範囲での切開が自然な重瞼を作るために適切です。自然な重瞼作製と確実な術野の展開のため、この線を涙点から外眼角をこえる程度まで

伸ばします。皮膚弛緩があれば同時に切除範囲をデザインします。結膜側、皮膚側に十分な麻酔を注入した後（合計で 2〜3ml）、デザインに沿ってメスで皮下まで切開を加えます（図 3B-2）。ここで挟瞼器をかけます。次に、スプリングハンドル剪刀で垂直方向へ皮下組織を切開すると、横方向に走行する眼輪筋が薄茶色に見えます（図 3B-3）。この眼輪筋の線維を眼科反剪刀の先端で分けると、その深側直下に挙筋腱膜が見えます（図 3B-4）。腱膜の損傷を防ぐため、眼科反剪刀の先端を深く押し込まないように注意します。鑷子で瞼縁側眼輪筋を把持し前方に牽引すると一様な組織である挙筋腱膜も前方に牽引されますが、眼輪筋直下で両者の組織構造の差を見きわめ、瞼縁側に向かって、眼輪筋と腱膜の間を剥離します。瞼縁側では、睫毛根がかろうじて見える程度までの剥離にとどめると瞼縁動脈弓（marginal arcade）からの出血を防ぐことができます（図 3B-5）。

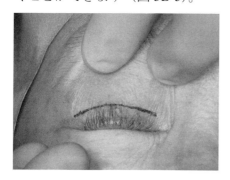

図 3B-1：デザインでは既存の重瞼線は無視します。

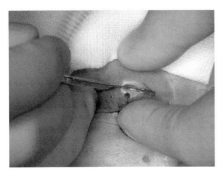

図 3B-2： デザインに沿ってメスで皮下まで切開を加えています。

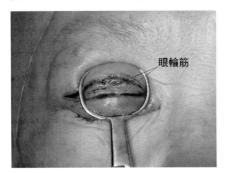

図 3B-3： 横方向に走行する眼輪筋が薄茶色に見えます。

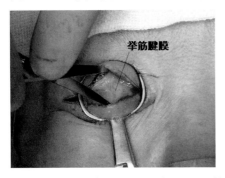

図 3B-4： 眼輪筋の深側直下に挙筋腱膜が見えます。

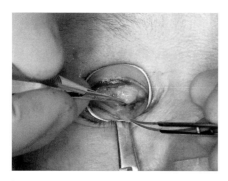

図 **3B-5**： 瞼縁側の剥離。睫毛根がかろうじて見える程度までの剥離にとどめると瞼縁動脈弓からの出血を防ぐことができます。

　次に、眉側の眼輪筋と腱膜の間を少し（3~4mm 程度）剥離します。ここで、5-0 絹糸を予めつけておいたつり針鉤を、瞼縁側 2 ヶ所、頭側に 1 ヶ所かけ、それぞれの糸を牽引し、モスキートペアンでドレープに固定します。つり針鉤がない場合は、丸針を使用し、5-0 絹糸を瞼縁から 2mm の部位の瞼板に通糸します。また、対応する頭側の創縁にも別の糸をかけ、2 ヶ所で牽引します。
　その次に、挙筋腱膜を瞼板上縁やや下方で瞼板からそぐように剥離します（図 3B-6）。瞼板の上端ではミュラー筋の厚さ（瞼板の厚さ）を意識してスプリングハンドル剪刀を立てて、やや深部に向かって剥離します（図 3B-7）。その際、腱膜は前方に、瞼板は下方に牽引しておくと剥離操作が容易になります。眼瞼結膜の皮膚側には必ずミュラー筋があり、この組織は薄い灰色で、麻酔液のためやや厚ぼったい組織として同定されます。

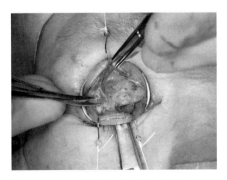

図 3B-6： 腱膜を瞼板上縁やや下方で瞼板からそぐように剥離。

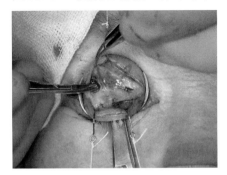

図 3B-7： ミュラー筋剥離。瞼板上端でミュラー筋の厚さ（瞼板の厚さ）を意識してスプリングハンドル剪刀を立てて、やや深部に向かって剥離します。

　可及的にミュラー筋を厚く腱膜側につけて剥離しますが、そのためには腱膜を前方に牽引し緊張をかけ、スプリングハンドル剪刀の刃先を少し前方に向け（手前側）、刃の背側を結膜側に押しつけながら切開してゆきます（図 3B-8）。

　つり針鉤をはずし（丸針で縫い付けた糸ははずしません）、また、挟瞼器もはずし、その後、再びつり針鉤をかけ、糸を牽引し、術野を開きます。この状態では、結膜を通して眼球表面が透けて見

えます（図3B-9）。次にバイポーラーで十分な止血を行います。主な出血部位は創の両端（瞼縁動脈弓）、ミュラー筋の瞼板付着部、挙筋腱膜の内側端（上眼瞼動脈弓）です。結膜の止血の際は、必ず結膜を眼球表面からつまみ上げ、眼球から離して行います。角膜保護の目的で角板を挿入したり、患者に下方視させるとさらに安全に止血ができます。

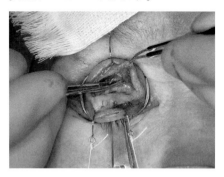

図 3B-8：腱膜を前方に牽引し緊張をかけ、剪刀の刃先を少し前方に向け（手前側）、刃の背側を結膜側に押しつけながら切開します。

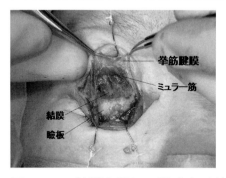

図 3B-9： 結膜を通して眼球表面が透けて見えます。

挙筋腱膜を下方に引くと、眼窩隔膜がテント状に張っているのがわかります（図3B-10）。眼輪筋と眼窩隔膜を少し剥離すると、

腱膜断端から 7mm 程度の部位に眼窩隔膜から透けて白い組織
（white line）が見えます。White line 上方の眼窩隔膜を横に切開
し腱膜を露出すると、腱膜の前層が観察されます（図 3B-11）。挙
筋腱膜と眼窩脂肪の間の剥離は、腱膜が抵抗なく前方へ引き出せ
る程度に行いますが、lower positioned transverse ligament（LPTL）
に代表される眼窩脂肪の保持靱帯や硬く厚い腱膜外角によって前
方への引き出しに対する抵抗が強い場合には、それらを切断し、
その緊張を除いておきます。LPTL は滑車前面から起始し、外眥部
骨膜に停止する線維組織で、その作用は眼窩隔膜と共に眼窩脂肪
の脱出を制御することです。また、教科書によっては、腱膜の内
角、外角の切断を推奨するものもありますが、あえてそれらを切
断する必要はありません。

　ここで注意しなくてはならないのは、LPTL を Whitnall 靱帯と誤
認しないことです。Whitnall 靱帯の下には必ず上眼瞼挙筋、すな
わち、筋肉が位置し、LPTL の下には必ず白い光沢のある挙筋腱膜
の前層が位置します。

　剥離操作がすべて終了したら、瞼縁側のつり針鉤、絹糸をはず
します。両側の眼瞼を同時に手術する場合には、この時点で手術
を一時中断し、対側の手術に移ります。両側の挙筋群の剥離が終
わったら、いよいよ挙筋群の固定と術中定量に移ります。その際、
頭側だけ、つり針鉤や絹糸で牽引しておきます。

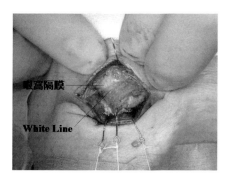

図 3B-10： 眼窩隔膜がテント状に張っています。眼窩隔膜直下に腱膜前脂肪が透けて見えています。挙筋腱膜断端から 7mm 程度の部位に眼窩隔膜から透けて white line が見えます。

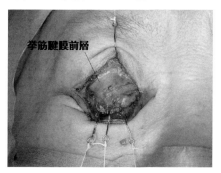

図 3B-11：白い光沢のある挙筋腱膜前層

a-5. 手術-Step 2：挙筋群の固定と術中定量

挙筋群の力学的中点を開瞼時の瞳孔直上部に相当する位置の瞼板に固定しなければ、きれいな瞼縁のカーブは形成されません。挙筋群の力学的中点は、鑷子で挙筋腱膜の断端を前方に引き出し、把持した点を頂点とした二等辺三角形が形成される部位です（図 3B-12）。また、鑷子で睫毛側瞼縁の眼輪筋を眉側に引き上げ、把持した点を頂点として瞼縁が二等辺三角形となる部位が開瞼時の

瞳孔直上部に相当します（図3B-13）。瞼板中央部と開瞼時の瞳孔直上部に相当する瞼板の位置は同じではありません。結局、挙筋群をやや斜め鼻側に固定する感じになります（図3B-14）。挙筋群の中央部は、剥離後には通常、瞼板中央部の上方に位置しますが、これを瞼板中央部に固定すると、開瞼時に上眼瞼は外上方に移動するため、瞼裂の外側が吊り上がった状態、いわゆるtemporal flareという状態になります。

　まず、挙筋群の力学的中点のwhite line上に6-0AsflexⅡ®糸をかけ、開瞼時の瞳孔直上部に相当する部位で瞼板高の上1/2～1/3の部位に糸を仮固定します（図3B-14）。挙筋群の作用点がその部位付近にあるためです。前転量が多い場合、瞼板上端で固定すると外反気味になり、また、下方の固定では内反気味になります。White lineより眼窩側の挙筋腱膜前層は丈夫な組織なので、糸をかけ替えても組織は強度を保っています。また、この部位よりも眼窩側で固定できれば、組織が丈夫なので再発しにくいようです。この部位での仮固定で、開瞼が十分で閉瞼も可能であれば、仰臥位での術中定量は終了し、弱ければもう少し眼窩側に仮固定部位を変えます。ただし対側の固定を行った時に、Heringの法則によって、始めに固定した方のMRDが1~2mm低下するので、始めに定量する方のMRDは目標とするMRDの1~2mm程度上にしておきます。最終的な術中定量は必ず座位で行います。これは、座位での定量が術後1ヶ月半のMRDと一致するためで、座位での定量の方が仰臥位でのそれに比べて1~1.5mm低く定量されます。なお、固定位置を変更する場合、一度に2mm程度糸をかけ替えなくては上眼瞼の高さに反映されません。

高齢者の術中定量を仰臥位で行った場合、あまり眼を開けてくれない場合があり、低矯正に感じられることがあります。しかし、座位で眼を開けてもらうと、必ずしっかり眼を開けてくれます。高齢者の手術で、仰臥位での術中定量を行った場合の上眼瞼の上がり方が、術者が「経験的に推測」した上がり方と異なる場合、必ず患者を座位にして上眼瞼の高さを評価します。

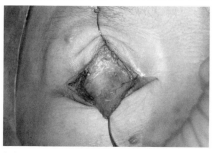

図 3B-12： 挙筋群の力学的中点。鑷子で腱膜の断端を前方に引き出し、把持した点を頂点とした二等辺三角形が形成される部位。

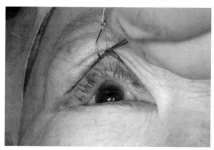

図 3B-13： 開瞼時の瞳孔直上部。鑷子で瞼縁を眉側に引き上げ、把持した点を頂点とした二等辺三角形となる部位。

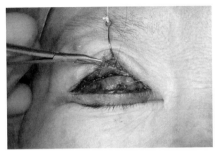

図 3B-14： 挙筋群の固定は、やや斜め鼻側に固定する感じ。

　十分に開瞼はできるが閉瞼が完全にできない場合には、指で軽く瞼縁を押し下げて閉瞼できるかどうかを観察します。剥離や麻酔が原因で、眼輪筋が作用不全となっているためです。この操作後、2mm 以下の閉瞼不全であれば、これで術中定量を終了し、閉瞼不全が 2mm 以上残るようならば仮固定をより瞼縁側にします。挙筋自体にも麻酔が効いてしまい固定幅の割に開瞼が不十分な場合には、閉瞼を確認する術中定量に頼ることになります。指で眼瞼を瞼縁側に押した後で、閉瞼不全が 2mm 以下になるように固定します。しかし、Bell 現象が消失している患者では、術後一過性の軽度閉瞼不全であっても、強い角膜上皮障害が生じるため、完全閉瞼できる部位で固定します。

　片側の挙筋群の固定、定量が終了したら、対側の挙筋群の固定、定量に移ります。そして左右差を見ながら定量してゆきます。定量ができたら中央部の他にさらに 2 ヶ所、6-0Asflex®糸で挙筋群を瞼板に固定します。上眼瞼のカーブは 2 次曲線に近似されるので、これを意識してカーブを作製します（図 3B-15）。

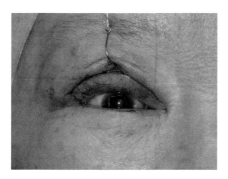

図 3B-15： 2 次曲線に近似するよう、カーブを作製します。

　今回は合計 3 ヶ所の固定で説明しましたが、3 ヶ所の固定で自然なカーブができなければ、もう 1~2 ヶ所、固定を追加して自然なカーブをつくるか、はじめからやり直して、しっかりと真ん中の糸の固定が瞳孔直上に来るようにやり直します。固定ができたら、余剰となった挙筋群は固定部位から 2mm 残して切除します。しかし、挙筋自体にも麻酔が効いてしまい、定量が不確かになった場合には、再手術の可能性があるため 5~6mm は残しておきます。切除後は十分に止血しておきます。

　眼瞼手術の既往がある場合や術中に挙筋付近に麻酔を追加した場合、稀に挙筋に麻酔が効いてしまうことがあります。眼瞼手術の既往がある場合では、麻酔液の浸潤に対する眼窩隔膜の防御がなくなったことが原因と考えられています。このような場合、上述のように指で眼瞼を瞼縁側に押した後で、閉瞼不全が 2mm 以下になるように固定しておきます。術後 1 週間目の抜糸時に過矯正になっていたら、再調整を行い再度、定量しなおします。術後 1 週間程度であれば、創は用手的に容易に開きます。創を開いた後、極少量の麻酔液を術野に注入し、今度は挙筋に麻酔が効かないよ

う十分に配慮します。術翌日では、術後の腫れが著しいため、1週間待ったほうが定量が確実です。

挙筋群の内側、外側を同じ強さで固定したにもかかわらず、内側のみ低矯正になることがあります。構造上、挙筋腱膜の内側は弱いので、内側を少し強めにかけて（通常は他部位より 2mm 程度上方）、内側低矯正を予防します。内側に通糸を行う際は、腱膜内側端に存在する medial horn supporting ligament（MHSL）より耳側で通糸します。すなわち、腱膜に確実に通糸しなければ内側の低矯正を改善できません。

MHSL は、Whitnall 靱帯に連続し、滑車の裏面から挙筋腱膜の内側端を走行する靱帯です。通常の退行性眼瞼下垂例では、MHSL はバラけてひも状になっているので、そのバラけたひもよりも外側に腱膜の内側端があると認識できます。

瞼板の内側前面には脂肪が沈着しています。糸をかける時には、必ずこの脂肪を越えてより深部にある瞼板にかける必要があります。脂肪に針がかかっている状態では、針を手前に牽引したときに、釣りで言うところの「あたり」がありません。瞼板に確実に通糸されていれば「あたり」があります。

以上、瞼板の位置が正常である場合の、挙筋群の固定と術中定量に関して説明しました。しかし、中には、"lateral tarsal shift" といって、瞼板が耳側に偏位した症例に遭遇することがあります。この場合、上述したとおりに固定しようとすると、瞼板の鼻側ぎりぎりに腱膜中央部を固定しなければならない時があり、従って、内側の腱膜を瞼板に固定できない場合があります。このような時には、瞼板を鼻側に移動させて、瞼板鼻側端を medial rectus capsulopalpebral fascia（mrCPF）に固定すると、挙筋腱膜の内側を

瞼板に固定できます。MrCPF は内直筋の筋膜から瞼板内側面に停止する筋膜構造で、下眼瞼の lower eyelid retractors と相同です。瞼板内側は大部分が mrCPF に固定されているので、その固定を強化して瞼板水平方向の位置を矯正するという考えです。"Lateral tarsal shift"症例では、この処置をはじめに行ってから挙筋腱膜の固定、定量を行います。

　挙筋腱膜の固定を行い、ちょうどいい高さ、かつ、自然なカーブが得られたら、あとは重瞼を作成し、皮膚を縫合して終了です。

a-6. 合併症とその対策

○ **血腫**： 術中の止血が不十分な時に生じる比較的まれな合併症です。血腫が生じた場合、上眼瞼の緊満と皮下出血斑を認めます。これらの所見は、ほとんどの場合、術翌日には出現しています。直ちに抜糸し、血腫を除去します。止血後、出血がないことを確認してから再び皮膚を縫合します。この際、再出血した場合の出血を外に逃がすため、縫合の間隔をやや広めにしておきます。血腫を放置すると感染や過度の線維化を生じ、汚い創となります。

○ **低矯正**： 術直後に瞼縁が瞳孔にかかるようであれば、ほとんどの場合が低矯正となります。ミュラー筋まで含めて確実に前転固定し、術中定量で適切な位置まで上眼瞼が挙上できていれば、術直後の下垂傾向は腫脹による機械的なものと判断できます。この場合でも、通常、瞼縁が瞳孔にかかることはありません。

　再手術を行うならば、瘢痕が少ない術後 1 週間以内に行います。時期を逸してしまった場合、瘢痕が落ち着く術後 6 ヶ月以降に行いますが、瘢痕がかなり強いため難しい手術となります。上眼瞼を反転できないことが多いため、瞼縁の gray line に 5-0 ナイロン

で制御糸をかけてデマル鉤を用いて反転し、結膜側の麻酔を行います。瘢痕の全解除が原則であるため、20mm 以上の広い切開からアプローチし、眼瞼の層構造が不明確になっているため、瞼板前面を出した後、ミュラー筋を結膜から剥離し、腱膜の前面も展開して挙筋群として前転固定します。剥離範囲が広く、瞼板の強度が弱くなっているため、固定は通常、3 か所以上になります。

○ **過矯正**： 再手術例など、術後瘢痕がきつい症例や、術中に挙筋に麻酔が効いてしまった症例では、術後に過矯正を生じることがあります。程度が軽ければ、1 日 1~2 回、術後早期から上眼瞼のマッサージや睫毛の下方牽引を行います。上眼瞼マッサージは創部を下方に押し下げるように行います。1 セット 10 回程度で十分です。睫毛の下方牽引は、1 セット（1 ヶ所）3 回で十分ですが、上眼瞼の全幅にわたって行なければならず、マッサージに比べてなかなか難しい処置です。程度が重ければ、術後 1 週間の抜糸時に再手術を行います。術後 1 週間を過ぎた患者で反対側の非手術側に下垂を生じている場合は、Hering の法則により、反対側の眼瞼下垂手術を行うことによって、始めに手術した側の過矯正が緩和されることがあります（3B-16,17）。

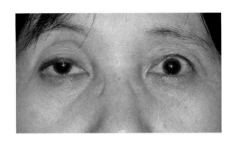

図 **3B-16**： 左眼瞼下垂手術後の過矯正。Hering の法則により、右側が下垂しています。（野間一列先生（広島市））

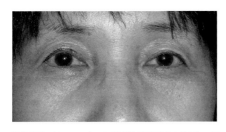

図 3B-17： 右の眼瞼下垂に対して、Heringの法則を予測して挙筋前転術を施行したところ、左の過矯正は改善されました。（野間一列先生（広島市））

○ **ドライアイ**： 特に高齢者に対して手術を行った後に多い訴えです。上眼瞼の瞼板上方には副涙腺が数個存在し、眼瞼下垂手術時に傷害されることがありますが、涙液動態全体からみて無視できる量です。むしろ、上眼瞼を挙上したことによる術後の蒸発亢進や涙液のポンプ機能の改善がドライアイの原因と考えられています。術後のドライアイに関しては、ドライアイに有効な点眼薬を処方して経過を観察します。通常、3ヶ月から6ヶ月程度で上眼瞼が1~1.5mm程度下がってくるので、その頃には症状が軽くなっていることがほとんどです。

○ **術後眉下降**（3B-18,19）：腱膜性眼瞼下垂では前頭筋の代償作用によって眉が挙上しており、手術によって前頭筋の緊張が解放されると術前よりも眉は下降してきます。前頭筋の緊張の程度を術前に把握することは極めて困難なため、どの程度、術後に眉が下降してくるのか予測することはできません。また、重度眼瞼下垂による持続的な前頭筋の緊張のために前額部皮膚が弛緩している患者では、眼瞼下垂手術後の眉下垂が強く現れることがあり、

眉挙上手術を追加しなくてはならない場合があります。このように顕著は反応を示すのは全体の 15%と言われています。

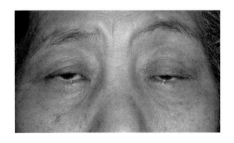

図 3B-18： 両側眼瞼下垂。両側の眉が挙上していますが、特に左に顕著です。（野間一列先生（広島市））

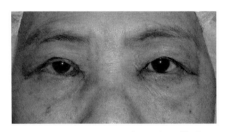

図 3B-19： 両側眼瞼下垂手術後。両側の眉は下降しました。（野間一列先生（広島市））

〇 **くぼみ眼の改善**（3B-18,19）：これは合併症というよりも改善点です。眼瞼下垂の患者の多くでくぼみ眼となっています。これは、下垂によって上眼瞼溝（上まぶたの骨のあたりにできる溝）付近の組織が下方に下がり、また、眉の挙上によって上眼瞼溝上方の組織が上方に牽引されることによって生じます。手術によって上眼瞼が引き上げられると下がった組織も引き上げられ、また、

眉の下降と共に引き上げられた組織が正常位置に復すため、眼瞼下垂手術によってくぼみ眼が改善します。

〇眼瞼痙攣：眼瞼下垂の手術後に眼瞼痙攣が生じることがあります。ミュラー筋を短縮する手術、腱膜とミュラー筋を腱板に縫合する手術を受けた人の中に、眼瞼痙攣を生じることがあると言われていますが、一概にそうとはいえません。ミュラー筋を標的とするしないに拘らず、剥離範囲が広い手術を行った後にこの合併症が生じやすい傾向にあるようです。私も1例経験したことがありますが、それは広い剥離を行っていた時代でした。現在はほぼ全ての手術を小切開からのアプローチで行っているので、眼瞼下垂の手術後に眼瞼痙攣を生じていません。

〇自律神経失調症：眼瞼下垂手術後に自律神経失調症を生じることがあります。上記、眼瞼痙攣同様、剥離範囲が広い手術を行った後にこの合併症が生じやすい傾向にあるようです。詳細は70~72ページを参照してください。

b. 上眼瞼挙筋腱膜だけを前転する方法（図 3B-20）

挙筋腱膜だけを前転する方法は、欧米を中心にかなりの人気があります。この術式は、「腱膜性眼瞼下垂では、挙筋腱膜だけが眼瞼下垂に寄与し、ミュラー筋は正常で、逆に眼瞼下垂によって引き伸ばされている」というコンセプトに基づいて行われます。ミュラー筋と挙筋腱膜は相補的に上眼瞼を挙上するため、ミュラー筋自体の2mm程度の収縮能も術後に利用するという発想も含まれています。

ミュラー筋に操作を加えないため出血が少なく、また、挙筋腱膜とミュラー筋の間（post-aponeurotic space）の剥離は非常に容易

に行うことができます。このスペースには小さな脂肪塊があり、剥離の際、有用な目印になります。

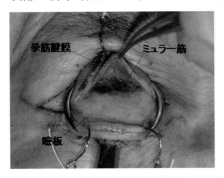

図 3B-20：上眼瞼挙筋腱膜をミュラー筋からはがしたところ。

　軽度、中等度の眼瞼下垂で挙筋腱膜の前転量が少なければ上記の考え方は合理的ですが、やや多めに前転が必要な場合、挙筋腱膜だけを前転するとミュラー筋は弛緩し、筋としての機能を発揮できません。筋線維はある程度の緊張がある時、さらに余分の張力が作用するとインパルスを発生するので、ミュラー筋は常に緊張がかかる状態にしておく必要があります。このため、ある程度以上の前転量を確保しなければならない場合には、上眼瞼挙筋腱膜とミュラー筋を同時に前転する方法が理にかなっています。

　また、挙筋腱膜だけを前転した場合、稀にエピネフリンがミュラー筋に効いてしまい、術中定量が不確実になることがあります。ミュラー筋を含めて前転しておけば、それだけエピネフリンによる影響が少なくなり、正確な術中定量を行うことができます。ミュラー筋の縦方向の長さを10mmとして、その収縮量はおよそ2mmなので、5mm切除すれば、理論上、収縮量は1mmになりま

す。さらに、手術侵襲による脱神経効果もあるかもしれないので、より収縮量は小さくなるはずです。

b-1. 小切開法

　以前、瘢痕形成のより少ない低侵襲の術式ということで小切開法を紹介しました（72 ページ参照）。しかし、この方法にはそれ以外にもかなり有利な点があり、それが現在、私がこの方法を好んで行っている理由です。

　この方法を採用してから手術時間が大幅に短縮しました。何度糸をかけかえても、そして、手術終了時に左右差の調整が必用な場合であっても、片側で 20 分はかかりません。スムーズにゆけば片側 10 分程度で終わってしまいます。上眼瞼の良好なカーブも出しやすく、皮膚縫合も 2〜3 針程度です。皮膚縫合の数が少ないので、皮膚縫合後の左右差の調整も容易にできます。拳上効果は長い切開のそれと全く変わりません。長い切開で行っていた頃は、上眼瞼の良好なカーブを出すのに苦労し、また、それが終わった後にも、重瞼作成や苦行のような縫合が待っていました。いわんや、皮膚縫合後の左右差の調整など、やる気が起こりません。

　欠点は皮膚切除を同時にできないことですが，これは切開線の位置を高くとることによってある程度は解決できます。

　現在、私は、二重がある患者では 6mm の切開、重瞼作成を同時に行う場合には 17mm の切開から行っています。5mm 以下の切開からの手術も可能ですが、手術が非常にやりにくく、労多くして功少なしという印象なので、5mm 以下の切開からは行っていません。また、片方の眼瞼下垂の手術だけの場合で重瞼も作る場合には、6mm 切開＋2 か所の埋没法重瞼固定＋切開部位での補強的な

105

重瞼固定を行っています。両側の手術で行ってもいいのですが、この埋没法併用の方法は手術リズムがつかみにくいため、片側例に限って行い、両側例には 17mm 切開から行っています。

いきなり 6mm の切開から行おうと思っても、なかなか思うようにはゆきません。今現在皆さんが行っている方法から徐々に切開幅を小さくしてゆき、少しずつ小さな術野になれてゆくのが上達のコツです。

先ほど、「上眼瞼の良好なカーブも出しやすく」といいましたが、それは剥離の範囲が少ないことに起因します。若い患者であれば瞼板は厚く強いので、皮膚切開が少々長くなっても、また、腱膜の剥離範囲が大きくなっても、少ない腱膜の固定で、多くの場合，良好なカーブをつくることができます．しかし，年配の方では瞼板の強度が弱くなっており、広い腱膜の剥離に対して腱膜の固定箇所が少ないと、開瞼時に上眼瞼の形が三角形になっていることがあります（図 3B-21）.

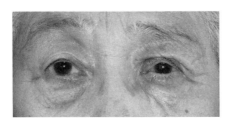

図 3B-21：上眼瞼の形が三角形になっています。

上眼瞼は 2 層から構成されています（図 3B-22）。大まかに言えば、皮膚、眼輪筋からなる前葉、挙筋腱膜、ミュラー筋、瞼板、結膜からなる後葉です。これらがお互いに補完しあいながら、上眼瞼の強度を保っています。

眼窩隔膜は中葉に分類されますが、眼窩隔膜の切開後に同部を縫合すると、瘢痕性の上眼瞼後退を生じることがあるため、一度切開した眼窩隔膜は縫合しません。

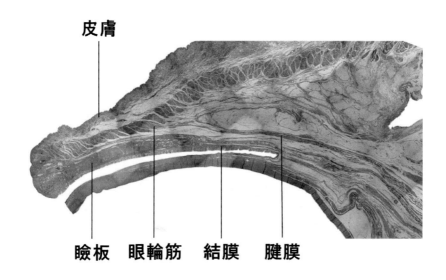

図 **3B-22**：上眼瞼の解剖（矢状断）

　図 3B-23 は，下眼瞼腫瘍を切除した後の欠損を再建するために瞼板結膜弁をおこしたところですが、瞼板はかなり薄く、しなやかな構造にみえます。腱膜の剥離範囲が大きくなれば、眼瞼強度の瞼板への依存がより大きくなるので、少ない腱膜の固定ではよいカーブを出せそうにないことは十分に推測できます。

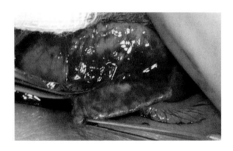

図 3B-23：瞼板結膜弁の瞼板

　ここでも一度、図 3B-22 をみてみましょう。瞼板の厚みと眼輪筋のそれがほぼ同じであることがわかります。図 3B-22 は上眼瞼中央部を縦に切ったスライスで全体像をつかみにくいですが、これを俯瞰して図 3B-24 を眺めてみましょう。

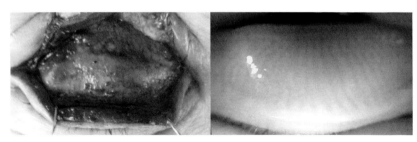

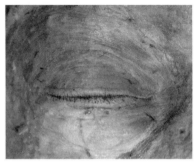

図 3B-24：瞼板と眼輪筋

図 3B-24 の左上図は瞼板の前面ですが、腱膜が広く剥離されています。これだけでは瞼板の性状がよくわからないので、マイボグラフィーでみると（図 3B-24 右上図）、マイボーム腺導管が縦に配列されているます。すなわち、瞼板は横方向に折れやすい構造になっています、一方，眼輪筋の線維は横方向に走行しています（図 3B-24 下図）。すなわち、眼輪筋は縦方向に折れやすくなっています。このように瞼板の屈曲方向に対して眼輪筋のそれは垂直方向にあり、見事にその脆弱性を補完しています。また、筋肉には「基礎緊張」といって、弛緩時でも完全に弛緩しているわけではなく、ある程度の張力を発揮しています。眼輪筋は閉瞼時に働く筋肉ですが、この「基礎緊張」によって開瞼時においても、ある程度の筋力を発揮しており、瞼板の脆弱性を補完してます。

　眼瞼下垂手術において腱膜の剥離範囲を狭くするということは、腱膜の前方に位置する眼輪筋の剥離を最小限に止めるということでもあり、これは眼瞼の強度を保つことを意味するのです.

　私は以前, 経結膜・眼瞼下垂手術を行っていたことがあります。切開は 10mm 程度でしたが、挙筋腱膜の露出、前転に何の支障もありませんでした。また，1 か所の腱膜固定でも、かなりの症例で良好なカーブをつくることができました。この術式によって小切開手術が如何に効果的な方法であるかを知りました。しかし、眼表面に傷害を起こす症例が僅かではあるもののあったため、これを経皮アプローチで行えば、眼表面の問題が解決できるのではないかと考えました。これが、私が現在、経皮小切開・眼瞼下垂手術を行うようになった動機です。

小切開法は、挙筋機能が良好である全ての眼瞼下垂が適応となります。挙筋機能が悪い例では、前頭筋つり上げ法を行います。
　以下、手術の実際を示します。
①患者に眼を開けてもらい、瞼裂幅の中央に当たる部分に**垂直にマーキング**します（図 3B-25 左上図）。
②瞼縁から 8〜10mm の部位に、幅 6mm ないしは 17mm の横線を皮膚のしわに沿ってひきます（図 3B-25 右上図）.

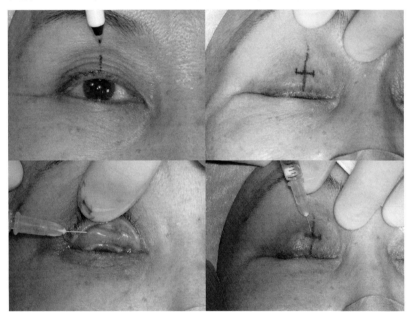

図 **3B-25**：小切開法の流れ 1

③**麻酔**：1 ml 用の注射器にエピネフリン無添加・1％キシロカイン麻酔液を 1 ml 入れ、30G の針を付けます。
　まずは結膜面から麻酔します。上眼瞼を反転させて眼瞼結膜とその下の組織が盛り上がるようにします。血管のない部位から針

を刺入しますが、その際，麻酔液を出しながら針を刺します（図3B-25 左下図）。こうすることによって、結膜側からの出血を可及的に予防することができます。もしも出血してしまったら、その部位をバイポーラで止血しておきます。麻酔液の注入量は 0.3ml 程度で十分です。

　次に皮膚側の麻酔を行います。デザイン中央上方 5mm 程度の部位から瞼縁に対してほぼ垂直に、皮下（眼輪筋にあたらないぐらいの深さ）へ麻酔します（図 3B-25 右下図）。0.3～0.4ml 程度の麻酔量で十分です。麻酔液によって、皮膚が膨隆しているので、マッサージを行って麻酔液を十分に広げます。

④切開：私は，高周波メスを使って一連の手術を行っていますが，CO_2 レーザーや，メスを使って行ってもかまいません。以降、高周波メス使用を使用した方法を記載します。

　まずは皮膚切開ですが，皮膚自体は電気を通しにくい組織であるため，よく絞ったガーゼで皮膚を少々ぬらし，通電しやすくしておきます。皮膚切開は「切開」または「cut」モードで行います。この際、皮下まで切り込まず，薄皮 1 枚を少しずつ切るような感じで切ると真皮下の血管を切らず、出血を抑えることができます（図 3B-26 左上図）。

⑤組織剥離：皮膚切開が終わったら、「止血・凝固」ないしは「coagulation」モードに切り替えます。まずは眼輪筋を全層で切開し、挙筋腱膜の前面を露出します。ここで眼輪筋を把持し、瞼板前面を露出するように掘り進んでゆきます。手術部位は麻酔や前方への牽引で思った以上に瞼板までの距離が長く感じられるので、瞼縁の位置を確認しながら切開を進めてゆきます（図 3B-26 右上図）。まずは狭い範囲でも瞼板前面を露出することを目指し、

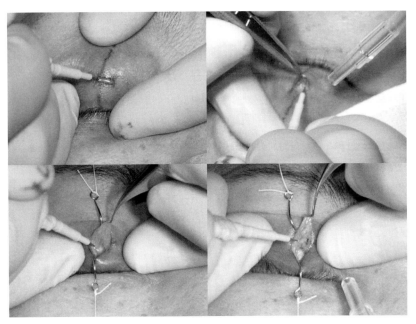

図 3B-26：小切開法の流れ 2

その後、その露出を大きくしてゆくほうが容易です。

⑥瞼板面が露出できたら、頭側の眼輪筋と眼窩隔膜の間を 2mm ほど剥離しておきます。

⑦**腱膜の剥離**：瞼板の前面が露出できたら、上下につり針鉤をかけ術野を広げます。瞼板前面に付着している腱膜を頭側に向かって剥離してゆきます（図 3B-26 左下図）。瞼板上縁を越えると奥に血管の豊富な組織が見えてきますが、これがミュラー筋です。そして次に、腱膜をミュラー筋から剥離します（図 3B-26 右下図）。この際、出血しやすいので、こまめに止血を行います。ミュラー筋と結膜の間の剥離を行うと出血が多くなるので、本法ではこの層での剥離は行いません。

⑧次に、下方にかけてあったつり針鉤をはずし、剥離した腱膜の下縁にかけ替え、下方に牽引します。そして、**眼窩隔膜を横方向に切開**し、白く光沢のある腱膜を露出します（図 3B-27 左上図）。

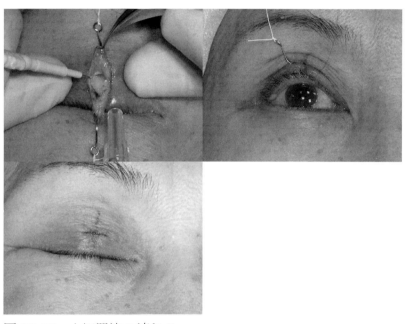

図 **3B-27**：小切開法の流れ 3

⑨次に**腱膜の瞼板への固定**に移ります。先ほど露出した光沢のある白い挙筋腱膜を下垂の程度に応じて適量すくい、初めにマークしておいた瞼裂の中央に当たる部分の瞼板上2/3ぐらいの部位に固定します。瞼板をすくう深さは，針が透けて見える程度です。深めにすくってしまったら、必ず眼瞼を反転して糸が瞼板に出ていないか確認します。Try & Error を繰り返し、上眼瞼が適切な高さ、形になるように調整する（図 3B-27 右上図）。

⑩切開幅6mmの場合は，通常，1ヶ所の固定で十分ですが、術後の腫れで固定部位の鼻側、耳側が浮いてしまい、瞼縁の形が三角形になってしまうことがあるので、2〜3か所で固定しておく方が無難です。切開幅17mmの場合は，必ず2〜3か所で固定しておきます。また、切開幅17mmの場合、重瞼を作成しますが、瞼板－眼輪筋－真皮に糸を通します。

⑪最後に皮膚を縫いますが、通常、切開幅6mmの場合は2針，切開幅17mmの場合は3針となります（図3B-27 下図）。

以下に術前後の写真を示します（図3B-28：上-術前、下-術後）。

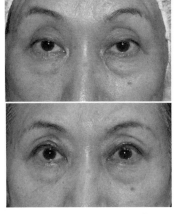

図3B-28：術前後の写真

c. 上眼瞼挙筋腱膜のタッキング（図3B-29,30）

上述の上眼瞼挙筋腱膜だけ前転する方法の特殊型といえる方法です。タッキングとは組織を手繰り寄せることです。眼瞼下垂手術でいえば、挙筋腱膜の前面だけを剥離し、腱膜とミュラー筋の間やミュラー筋と結膜の間は剥離しません。挙筋腱膜に糸をかけて、挙筋腱膜をU字縫合を用いて瞼板上に固定します。挙筋腱膜

の前面しか剥離しないため出血が少なく、また、より短時間で手術を終了できるというメリットがあります。しかし、挙筋腱膜の前面、後面の両面を剥離する方法に比べて術後の瘢痕形成が弱く、また、挙筋腱膜前面の脂肪変性が強い場合には脂肪層に通糸せざるを得ないことがあるため、再発が多いという欠点があります。1970年代から80年代にかけて欧米で盛んに行われた方法ですが、再発率の点から現在ではあまり行われていません。

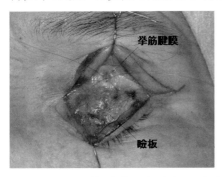

図 **3B-29**：挙筋腱膜から瞼板に糸をかけたところ。

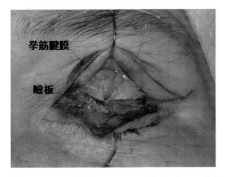

図 **3B-30**：図3B-29の糸をきつくしばり、挙筋腱膜を前転したところ。通常、2~3ヶ所、糸をかけて前転します。

d. ミュラー筋だけを前転する方法

　上眼瞼挙筋の解剖の項で説明しましたが、上眼瞼挙筋はその末端で上枝、下枝に別れており、ミュラー筋はその下枝に起始します。下枝の方が若干、細い傾向にあります。上眼瞼の挙上に関して、挙筋腱膜とミュラー筋は相補的に働くため、ミュラー筋だけの前転も挙筋腱膜だけの前転同様、眼瞼下垂に対して有用です。

　第2章A-d-2（19ページ参照）で述べましたが、ミュラー筋は挙筋腱膜と比べて線維成分が少なく構造的に弱いため、ミュラー筋に眼瞼下垂の原因がある場合でも、挙筋腱膜の前転も同時に行う方が確実です。

　ミュラー筋だけを前転する方法を経皮的に行ってもよいのですが、ミュラー筋に到達するまでには皮膚、眼輪筋、挙筋腱膜を介してアプローチしなくてはならないため、この方法は解剖学的位置関係から主に経結膜的に行われています。

e. ミュラー筋のタッキング

　主に本邦だけで行われている方法です。説明の大半は上述のミュラー筋だけを前転する方法と重複します。最近は炭酸ガスレーザーを用いて行う術者が多くなっています。本邦では有名な術式で、一部の形成外科医、眼科医の間で行われています。学会発表は多く行われていますが、査読のある雑誌で詳細な検討が行われているわけではないため、その評価はまだ定まっていません。図3B-20のように挙筋腱膜とミュラー筋の間の層を剥離した後で、ミュラー筋だけをタッキングします。

f. 眼窩隔膜を反転して瞼板へ固定する方法

　本邦の一部の形成外科や眼科医だけが行っている方法で、世界的にはあまり知られていない術式です。ミュラー筋が筋紡錘としての働きを有するという仮説から導かれた方法で、ミュラー筋を手術対象としないことによって、ミュラー筋の機能を温存しようというコンセプトで行われます。本来、手術ターゲットとなる挙筋腱膜やミュラー筋を直接的には前転せず、切開した眼窩隔膜を反転して間接的に挙筋群を前転します。眼窩隔膜自体は解剖学的に強度の大きい組織ではないため、実質的にはその前面で眼輪筋との間にある線維脂肪組織も若干含めて前転します。

　術後瘢痕が少なく何度でも手術可能といわれることもありますが、上眼瞼の前葉にできる術後瘢痕は決して少なくはなく、何度も再手術が可能というわけではありません。

　ミュラー筋仮説は、眼球周囲に存在する平滑筋線維群の関与がその議論から欠如しています。眼球周囲の眼窩内構造は相互に影響しあうため、ミュラー筋による刺激のみではミュラー筋仮説を説明できません。フェニレフリン試験が陽性の場合、挙筋群の前転量は少量で済むため、大部分のミュラー筋は傷害されず、その機能は保持されます。しかし、フェニレフリン試験に反応がない症例では交感神経刺激に反応しないため、ミュラー筋を温存する意義はないと考えられます。さらに、挙筋腱膜のみを前転した場合、ミュラー筋は弛緩し、交感神経刺激に反応しなくなるため、廃用性萎縮を起こすと考えられます。胎児における研究では上眼瞼挙筋自体に筋紡錘が存在することがわかっていますが、この事がミュラー筋仮説では触れられていません。眼窩隔膜を反転して瞼板に固定する方法は以上のような瑕疵をもつと考えられます。

C. 経結膜法
a. 経結膜・眼瞼下垂手術の歴史

経結膜法は、挙筋腱膜やミュラー筋をターゲットとした眼瞼下垂手術として初めて報告された方法です。

1923 年、Blaskovics が経結膜的に上眼瞼挙筋腱膜を短縮する方法を初めて報告しました。1942 年に Agatston が再度経結膜法を報告し、アメリカで人気が高まった後、1953 年に Berke が Blaskovics の方法を単純化し、先天性の症例に主に施行し、良好な成績を上げました。

1961 年、Fasanella と Servat は眼瞼下垂の軽度症例に対し、翻転した上眼瞼の瞼板を止血鉗子で挟み、把持した組織を縫合した後、切除する方法を報告しました。現在、「Fasanella-Servat 法」（図3C-1,2）といわれている方法です。Fasanella と Servat は当初、「ミュラー筋、上眼瞼挙筋腱膜、瞼板、結膜切除術」と報告しましたが、後の組織学的研究で切除組織は必ずしもミュラー筋を含んでおらず、瞼板結膜層で構成される場合も多いことが分かりました。しかし、この場合でも平滑筋組織を切除できた症例と比較して同等の挙上量が得られることが後にわかりました。

1975 年、Putterman と Urist は、瞼板を切除せずに、ミュラー筋と結膜をその周囲組織から剥離した後、クランプで挟み切除する「ミュラー筋結膜短縮術」を報告しました。彼らはフェニレフリン試験（17, 38, 67~68, 120~122 ページ）で正常位置まで上眼瞼が挙上する症例に対しては 8mm のミュラー筋・結膜の短縮、フェニレフリン試験の反応が弱い患者には 9mm の短縮、過剰に反応する症例には 7mm 短縮することを推奨しました。この論文で報告されたクランプは「Putterman クランプ」として有名ですが、本邦の矢部比

呂夫医師は、このクランプの改良型である「クロコダイルクランプ」を作成しました。

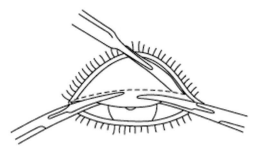

図 3C-1： Fasanella-Servat 法-その1。図のように反転させた瞼板をモスキーペアンなどではさみ、はさんでできたマークのやや瞼縁側、または真上を切り、瞼板やその裏打ちとなった結膜などの組織を切除します。この術式で上眼瞼を反転させる時には、皮膚によじれを生じさせないためにデマル鉤を用いないことが勧められています。

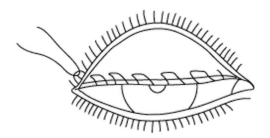

図 3C-2： Fasanella-Servat 法-その 2。6-0Vicryl®や 6-0PDS Ⅱ ®などの吸収糸で断端同士を縫合します。その際、瞼板側は糸を結膜面に出さないようにします。

経結膜挙筋前転術は、1979 年、Collin らによってはじめて報告されました。この方法では、眼窩隔膜を切開し、挙筋腱膜の前面を露出することで、経皮法と同様の見慣れた術野を獲得することができます。ミュラー筋よりも前面に入る目的で、最初の切開位置として瞼板上縁の 2mm 下方が推奨されており、その結果、結膜の大部分は傷害されませんが、瞼板上縁部分の 2mm を切除することになり、挙筋腱膜の短縮に拘らず上眼瞼が挙上してしまうことになります。

　経結膜法は、ミュラー筋結膜短縮術に対するアプローチと考えられていますが、挙筋腱膜を前転することによって、次項に述べるフェニレフリン試験の結果に拘わらず、良好な挙筋機能を有する腱膜性眼瞼下垂患者のほとんどに適用することができます。

b. 経結膜法とフェニレフリン試験 (17, 38, 67~68, 118 ページ参照)

　Dresner は、フェニレフリンへの反応性で切除量を決める経結膜眼瞼下垂手術を報告しました。フェニレフリン試験で 2mm 以上の上眼瞼挙上がみられた場合、1mm の眼瞼下垂に対して 4mm のミュラー筋結膜短縮、1.5mm では 6mm、2mm では 10mm、3mm 以上の下垂では 11~12mm のミュラー筋結膜短縮を推奨しました。

　Weinstein と Berger は、ミュラー筋切除量と上眼瞼挙上量には比例関係があると報告しました。それによると、8mm のミュラー筋切除で 2mm 上眼瞼が挙上し、ミュラー筋切除量 1mm の増減に対して、それぞれ 0.25mm 上眼瞼挙上量が増減すると報告しました。

　Perry らは、9mm のミュラー筋結膜切除による上眼瞼の挙上は、フェニレフリン試験による上眼瞼の挙上と同量であると述べ、フ

ェニレフリン試験で低矯正となった場合は、瞼板切除を追加する必要があることを報告しました。

　さらに、Lake らや Baldwin らが Open Sky ミュラー筋結膜短縮術をフェニレフリン試験陽性例および陰性例の両者に行い、その結果を報告しました。この方法はミュラー筋の切除短縮前にミュラー筋を直視できるのが特徴で、ミュラー筋断端に糸を通した後、瞼板上縁から皮膚へ通糸します。ミュラー筋から瞼板に通糸する際に、挙筋腱膜も同時に前転されることが分かり、この術式はミュラー筋の前転量でなく、ミュラー筋の前転時に挙筋腱膜も同時に前転されることによって良好な上眼瞼挙上がもたらされたと推測されました。フェニレフリン試験陰性例でも上眼瞼挙上が得られることからもこの理論が支持されています。

　経皮挙筋前転術は 70‐95％以上で良好な上眼瞼挙上が得られる効果的な方法ですが、Putterman らは、ミュラー筋短縮は経皮眼瞼下垂手術と比較してもより成功率の高い方法であり、90％で対側瞼裂高の 1.5mm 以内の挙上が得られたと報告しました。しかし、この報告での対象は、フェニレフリン試験陽性の軽度眼瞼下垂患者だけであり、より厳格な基準で判定すると成功率は 75％まで低下します。Dresner は 85％で左右差 0.5mm 以内の挙上が得られたと報告しました。Lake らは Open Sky 法を用い、フェニレフリン試験陽性患者の 98％で左右差 1mm 以内の挙上が得られ、フェニレフリン試験陰性患者では全例で左右差が 0.5mm 以内であったと報告しました。

　ミュラー筋結膜短縮術は、現在まで、フェニレフリン試験陽性の軽度眼瞼下垂例に適応とされてきました。その結果、フェニレフリン試験陰性例にはミュラー筋結膜短縮術ではなく、経皮挙筋

群前転術を行うべきであると考えられています。しかし、同様な効果のある経結膜挙筋腱膜前転術では、挙筋腱膜を前転するため、フェニレフリン試験の結果に関係なく行うことができます。結膜切除は副涙腺を傷害し、ドライアイを引き起こす危険性があるといわれていますが、この方法では結膜を切除しないため、その危険性を回避することができます。また、結膜とミュラー筋の間を剥離した後、ミュラー筋だけを前転し、結膜は前転しない方法も報告されています。

c. ミュラー筋結膜切除術により上眼瞼の挙上が得られる解剖学的根拠

　ミュラー筋結膜切除術によって上眼瞼の挙上が得られる解剖学的根拠は、現在でも議論の的となっています。上眼瞼後葉の短縮、二次的な瘢痕収縮、ミュラー筋・挙筋腱膜（挙筋群）前転など、様々なメカニズムが推測されています。

　近年では、挙筋腱膜と同時に上眼瞼挙筋自体が前転されることによって上眼瞼の挙上が得られるとの意見が主流を占めています。解剖学的には、ミュラー筋は上眼瞼挙筋の後枝に起始しており、挙筋の力が直接的にミュラー筋に伝わることがわかっています。

　以上から、ミュラー筋前転術が眼瞼下垂を改善させるメカニズムは、上眼瞼挙筋の収縮がミュラー筋を介して直接的に瞼板に伝わるためであると考えられています。

d. 上眼瞼挙筋腱膜とミュラー筋を同時に前転する方法
d-1. 使用器械

使用器械は以下のとおりです。No.15 メス、メスホルダー、デマル鉤、スプリングハンドル剪刀、眼科用鑷子（有鉤）、眼科剪刀（曲）、眼科用持針器（柄の長いもの）、5-0 針つきナイロン糸、6-0APDS-Ⅱ®糸（直径 9mm 前後、3/8 の丸針）、のう盆（生理食塩水を入れておくため）。

d-2. 手術-1：総論

　経結膜法でクランプを用いない場合、通常では、挙筋腱膜とミュラー筋・結膜を同時に前転する方法をとります。経結膜法全般にいえることですが、経結膜法は片側眼瞼下垂に対するよい適応です。皮膚を切らないため、術後の眼瞼の外観が、対側の非手術側眼瞼と近似するためです。

　この方法の原理は，経皮法で挙筋腱膜とミュラー筋、結膜を同時に前転する場合と同様ですが、経結膜法ではデマル鉤によって上眼瞼を反転させてから牽引するので、挙筋腱膜やミュラー筋を十分に露出できないことがあるのが欠点となります。そのため適応は、軽度または中等度の眼瞼下垂に限られます。

　腱膜性眼瞼下垂では、重度であっても少量の前転で効果的な場合があるので、はじめに経結膜法で行い、効果がない場合に経皮法へコンバートすることも可能です。通常、経結膜法では 1 ヶ所固定するだけなので、切開創は 10~12mm 程度と小さくします。もしも切開創を 20mm 程度まで大きくすれば、術野はさらに大きくなりますが、瞼板への全体的な支持力が小さくなり、1 針固定では良好なカーブをつくることできず、自然なカーブを作るために数針の固定を要することになります。このため、切開創の長さをできるだけ小さくする必要があります。

123

d-3. 手術-2：手術の実際

　手術は通常、局所麻酔下で行います。エピネフリン無添加2%キシロカインを皮下と結膜円蓋部に注射します。通常では、重瞼作成は必要ありませんが、経皮法にコンバートしなくてはならない場合を考慮して、重瞼予定位置にマーキングをしておきます（図3C-3）。次にgray lineに牽引糸をかけ、デマル鉤で上眼瞼を翻転します（図3C-4）。結膜の切開予定位置は内側1/3から中央ぐらいまでの10~12mm程度に設定し、No.15メスで切開します（図3C-5）。この前に結膜からの出血を防止するために、切開予定部位をあらかじめバイポーラで凝固しておいてもかまいません。結膜は瞼板上縁より上方で瞼板上縁に沿って切開します。眼輪筋裏面の平滑に見える層まで切開を加えます（図3C-6）。

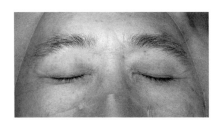

図 3C-3：経結膜法でも重瞼予定位置にマーキングしておきます。

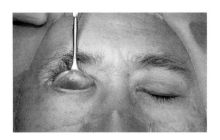

図 3C-4： Gray lineに牽引糸をかけ、デマル鉤で上眼瞼を翻転。

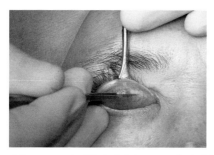

図 3C-5: 切開は内側1/3〜中央付近までの10~12mm程度に設定。

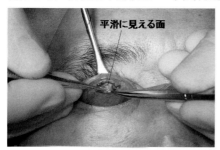

図 3C-6: 結膜は瞼板上縁より上方で瞼板上縁に沿って切開し、眼輪筋裏面の平滑に見える層まで切開を加えます。

　この平滑にみえる層は挙筋腱膜と眼輪筋の間の層なので、この層に沿って挙筋腱膜と眼窩隔膜の合流部で白く見える white line まで剥離します（図 3C-7）。White line が見えたら、その前面を覆う薄い膜は眼窩隔膜なので、その膜を切開します（図 3C-8）。うまく切開できると挙筋腱膜前層の白い光沢のある組織が観察されます（図 3C-9）。ここで、6-0PDSⅡ®糸を結膜面から white line 中央に通糸し、同部を瞼板上縁に外科結びで固定します(図 3C-10)。

　以前、腱膜の瞼板上への固定部位は瞼板上2/3ぐらいの位置と述べましたが、経結膜法では同部の露出が難しいこと、前転量が多くなく、前転固定後の内反や外反を気にしなくてよいことから、

瞼板上縁に固定してもかまいません。その後、患者に開瞼してもらい、眼瞼の高さ、カーブの形を確認します（図 3C-11）。図 3C-12 は術前の写真です。

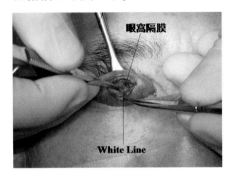

図 **3C-7**： White line まで剥離します。

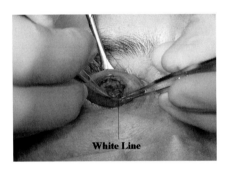

図 **3C-8**： White line が見えたら、その前面の眼窩隔膜を切開。

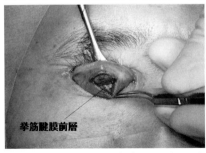

図 **3C-9**： 挙筋腱膜前層の白い光沢のある組織がみえます。

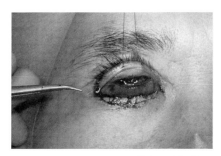

図 **3C-10**： 6-0PDSⅡ®糸を結膜面から white line 中央に通糸し、同部を瞼板上縁に外科結びで固定します。

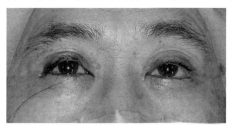

図 **3C-11:** 開瞼してもらい、上眼瞼の高さ、形を確認します。

　上眼瞼の高さ、カーブの形ともに良好であれば、先の外科結びをしっかりと行った後、もう一回、外科結びを追加し、きつく結紮します。高さが不十分、またはカーブが自然でない場合には、糸を切り、最初に通糸した位置より高い位置に糸をかけ直します。この操作を十分な挙上かつ自然なカーブができるまで繰り返します。通常は１ヶ所の固定で十分ですが、なかなか良好なカーブができない場合には、数ヶ所、固定します。必ず座位で瞼裂高とカーブを確認します。図 3C-13 は術後１ヶ月の写真です。

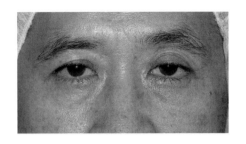

図 3C-12： 術前写真

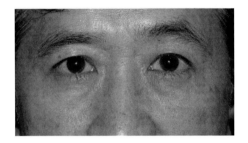

図 3C-13： 術後 1 ヶ月の写真

　前転した組織の処理ですが、前転量が少ない場合にはそのままで問題ありません。しかし、かさばる場合には、切除したほうが術後の眼表面への刺激が少なく、違和感を軽減できます。
　術後、縫合糸は抜糸しません。もしも一重瞼や眼瞼皮膚弛緩があって重瞼を作成する必要があれば、瞼板上縁から重瞼予定位置の皮膚側へ通糸し、埋没法重瞼術を行います。この重瞼縫合は、通常、2 ヶ所おきます。まれに上眼瞼皮膚弛緩症がある場合に皮膚切除（眼瞼形成術）を併用することがありますが、このときには経皮法を用いるほうが合理的です。

e. 上眼瞼挙筋腱膜だけを前転する方法

　経結膜的に挙筋腱膜だけを前転し、ミュラー筋を前転しない方法では、最初の切開位置を瞼板上縁 1mm 上方におき、ミュラー筋と挙筋腱膜の間を剥離した後に眼窩隔膜を切開し、挙筋腱膜前面を露出、前転し、瞼板の前上部に固定します。次いで、ミュラー筋を結膜とともに元の位置に戻すために、それらを瞼板上縁に縫合します。この法ではミュラー筋と結膜は温存されます。

f. ミュラー筋だけを前転する方法

　ミュラー筋（+結膜）だけを前転し、挙筋腱膜は温存します。経皮法でミュラー筋だけを前転する方法がありますが、経結膜的にアプローチするほうが、皮膚を含む上眼瞼前葉や挙筋腱膜に傷をつけないので合理的です。

　クランプを用いて行う経結膜・眼瞼下垂手術では、通常、挙筋腱膜は含まれないので、ミュラー筋だけを前転する方法は、主にクランプを用いた手術で行われることになります。

　Fasanella-Servat 法も似たようなコンセプトで行われる手術ですが、この手術の効果はミュラー筋の前転というよりも瞼板切除にあると考えられています。

D. 吊り上げ術

a. 吊り上げ術：総論

a-1. 吊り上げ術概観

　吊り上げ術は挙筋機能が不十分な眼瞼下垂患者に適応となる手術です。前頭筋の収縮が上眼瞼の挙上をサポートするため、吊り上げ材で上眼瞼と眉部を連続させて上眼瞼を挙上します。

　しかし、吊り上げ材は前頭筋に固定するわけではありません。前頭筋は前頭部の皮膚や眉を動かす筋肉であり、眉部付近には丈夫な線維脂肪組織である retro-orbicularis oculi fat （ROOF）があるため、吊り上げ材は ROOF に固定します。ROOF は眉後方の脂肪層に相当します。

　吊り上げ術の歴史は古く、人工糸を用いた吊り上げ術は 100 年以上前から行われていました。1909 年、Payr によって自家大腿筋膜を用いた吊り上げ術が初めて報告されました。その後、1922 年に Wright によって再度この術式が報告され以来、広く行われるようになりました。

　大腿筋膜は最も広く使用される吊り上げ材ですが、大腿筋膜の採取に眼科医は慣れておらず、また、採取部位の合併症を起こす危険性があるため、これらの欠点を克服すべく、他の吊り上げ材もしばしば使用されます。

　本邦では、シート状の吊り上げ材を眼瞼部および眉部に固定する方法がしばしば用いられます。糸を用いた吊り上げ術に比べて再発が少なく、長期間の安定した挙上効果と自然な上眼瞼のカーブが得られる利点があります。しかし、糸を用いた吊り上げ術に比べて手術時間がやや長くかかり、手術侵襲が大きいのが欠点といえます。

また、特殊な手技ですが、前頭筋を短冊状に切りだして上眼瞼まで前転する方法や、重症筋無力症や Marcus Gunn の眼瞼下垂では、切断した上眼瞼挙筋の断端を眉部に固定する方法もあります。

a-2. 手術適応

　吊り上げ術は挙筋機能が poor の患者に適応となります（21 ページ参照）。また、挙筋群短縮術時に挙筋腱膜の大量前転を必要とする場合、上眼瞼と角膜の接触不良から角膜障害を起こす可能性があるため、吊り上げ術に変更して角膜障害を予防します。

　眼瞼下垂は、発症年齢、病因、重症度、挙筋機能などのカテゴリーによって分類することができ、また、病因別では、筋原性、腱膜性、神経原性、機械性、外傷性に分類されます。病因別の吊り上げ術の適応疾患を表 2 に示します。

　慢性進行性外眼筋麻痺や筋ジストロフィーなどの筋原性下垂、動眼神経麻痺、重症筋無力症、高齢者の腱膜性眼瞼下垂患者に対しては、吊り上げ術を行うかどうかを慎重に決める必要があります。これらの症例では、Bell 現象が弱く、術後に高い頻度で角膜障害を生じる危険性があるからです。手術を行うならば控えめにすべきです。

　眼球運動障害を合併している眼瞼下垂では、両側の手術で術後に複視を生じてしまう危険性があるため、片側の手術に止める等の配慮が必要です。また、頻度は小さいですが、筋原性眼瞼下垂であっても挙筋機能が十分にある患者では、挙筋前転術でうまくゆく場合があります。

表 2: 吊り上げ術が適応となる疾患（病因別）

筋原性

単純先天眼瞼下垂

double elevator palsy

瞼裂狭小症候群

先天外眼筋線維症

ミトコンドリア脳筋症

慢性進行性外眼筋麻痺

Kearns-Sayre 症候群

Mitochondrial myopathy, encephalopathy, lactic acidosis,

stroke-like episodes (MELAS)

mitochondrial encephalopathy with ragged red fibers (MERRF)

眼咽頭型筋ジストロフィー

顔面肩甲上腕筋ジストロフィー

筋緊張性ジストロフィー

腱膜性

眼瞼挙筋腱膜先天欠損

後天性腱膜性眼瞼下垂

神経原性

動眼神経麻痺

Marcus-Gunn 現象 (Jaw-Winking)

Horner 症候群

重症筋無力症

開瞼失行

眼瞼痙攣

外傷性

b. 吊り上げ材をシートとして用いる方法

b-1. シートの選定、前処置: 吊り上げ材として、筋膜、ゴアテックス®シート、糸などがありますが、長期的にみて、筋膜は瘢痕収縮を生じる傾向にあり、糸では効果が減弱してゆきます。ゴアテックス®シートでも緩むことはありますが、術後の調節が他の吊り上げ材に比べて容易です。

ゴアテックス®シートは0.3mmの厚さのものを使用します。0.7mmや1.0mmの厚さの製品は容易に伸びてしまうため、定量が不正確になります。7mm幅で縦が45mm程度になるようにシートを切り取ります。片方の端を2つに裂きますが、その長さは17mmにしておきます（図3D-1）。

b-2. 使用器具: 経皮法の眼瞼下垂手術と同じです。その他に、吊り上げ材の0.3mm厚ゴアテックス®シートと眉部固定用の5-0ナイロン糸を用意します。

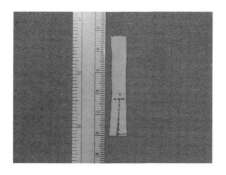

図3D-1: 0.3mm厚のゴアテックス®シートを、横7mm、縦45mmに切り取ります。片方の端を2つに裂き、その長さを17mmにします。

b-3. 手術： まず、瞳孔直上部に相当する眉上縁に 10mm の線を引きます（図 3D-2）。中点が瞳孔直上部に対する垂線上にくるようにします。また、上眼瞼も切開するので、小児では瞼縁から 4~5mm の部位に、大人では瞼縁から 7~8mm の部位に涙点から外眼角付近まで、皮膚のしわに沿ってデザインします（図 3D-2）。

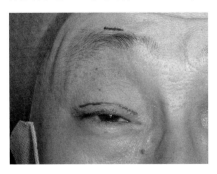

図 **3D-2**： 吊り上げ術のデザイン。

　次に麻酔です。挟瞼器を使用するため、はじめに上眼瞼を反転し結膜面の麻酔を行います。次に、眉部の麻酔を行います。皮膚に対して垂直に針を立て、針先を骨に当てます。そこで血液の逆流がないことを確認して 2mm 程度手前に引き麻酔液を注入します。眉直上に引いた線を越えてしっかりと麻酔します。そして、上眼瞼全体に麻酔します。

　最初に上眼瞼部の処置を行いますが、この部分は経皮法での眼瞼下垂手術の操作と同じです。はじめにデザインに沿ってメスで皮下まで切開を加えます。自然な重瞼作製と確実な術野の展開のため、外眼角付近まで切開します。ここで挟瞼器をかけます。次に、スプリングハンドル剪刀で垂直方向へ皮下組織を切開し、横走する眼輪筋線維を眼科反剪刀（眼科剪刀曲）の先端で分け、そ

の深側直下に位置する挙筋腱膜を出します。睫毛根がかろうじて見える程度まで、眼輪筋と腱膜の間を睫毛側に向かって剥離します。次に、眉側の眼輪筋と腱膜・眼窩隔膜の間を5mm程度、眼窩側に向かって剥離します。その後、瞼縁側につり針鉤を2つ、横方向に広くかけて、瞼縁を下方に牽引しておきます。ここまでで眼瞼側の下処理は終了です。

　次に、no.15のメスを用いて眉直上の皮膚切開を加えます。層は皮下までで十分です。次に眼科反剪刀を開きながら前頭筋の前面まで穴を掘ります（図3D-3）。前頭筋は創部の穴からは観察しにくいのですが、骨の上に一層のマットが敷いてあるような感じの組織です。次は眼瞼方向に向かってトンネルを作ってゆきます。上眼瞼ではじめに作った創部のうち眉側の創縁にある眼輪筋を眼科用有鉤鑷子で把持し、その眼輪筋下に向かって、眉直上の創部から眼科反剪刀の先を皮膚側に向け、剪刀で切り進みながらトンネルを作ってゆきます。（図3D-4）。反対側の指で剪刀が常に眼輪筋下にあることを確認しておきます。眼瞼創部の眼輪筋下から剪刀を出すときには、剪刀の先を狭めて、切りながら穴を開け、穴が開いたら大きく剪刀を開き、トンネルの出口を作ります（図3D-5）。トンネルは扇形状にしますが、中のすじ状の組織は確実に切断しておきます。インプラントを挿入する手術では、術後のイレギュラーな拘縮を防止する観点から、そのようなすじ状の組織は確実に切断し、剥離範囲を広くとっておくのが定石です。トンネル内からは多量の出血がありますが、そのうちに止まります

　ここでさらに、眼瞼創部の眉側につり針鉤をかけ、術野を広げておきます。

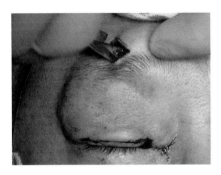

図 3D-3： 眼科反剪刀を開きながら前頭筋前面まで穴を掘ります。

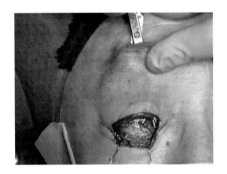

図 3D-4： 眉直上の創部からのトンネル作成。

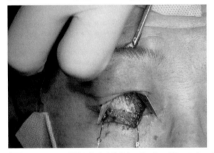

図 3D-5： 眼瞼側創部から剪刀を出す時には、剪刀の先を狭めて、切りながら穴を開け、穴が開いたら大きく剪刀を開きます。

次に、先に作っておいた先端を 2 股に分けたゴアテックス®シートを瞼板上に固定します。まずは鼻側から固定します。片方の先端を第一眼位での内側角膜輪部の位置に相当する瞼板中央ぐらいの高さに固定します（図 3D-6）。糸は 6-0Asflex®糸を使用します。そして、上方へゴアテックス®シートの他端を牽引し、瞳孔中心部に対して、その固定位置と対称の位置の瞼板上にマーキングします（図 3D-7）。そして、もう一方の脚をその部位に固定します。その際、ゴアテックス®シートを約 2mm 程度短く固定すると多くの場合、うまく行きます。固定が終わったら、もう一度、ゴアテックス®シートを「垂直上方に」牽引します。ここで上眼瞼のカーブをみます。そして、カーブが瞳孔直上部を頂点として対称になるまで、固定をやり直します（図 3D-8）。通常は弱かったほうのゴアテックス®シートの脚を短縮します。

　先ほど「垂直に」と書きましたが、少しぐらい斜めになっても問題はありません。しかし、後の固定を行いやすくするために、できるだけ垂直に近い方向に牽引して、理想的な眼瞼のカーブを作るようにします。

　ゴアテックス®シートの固定位置が確定したら、さらに各脚に 2 針ずつ補強目的で固定糸を追加します（図 3D-9）。

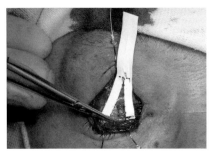

図 **3D-6**： 2股に分けたゴアテックス®シートを、鼻側から、瞼板上に固定します。片方の先端を第一眼位での内側角膜輪部の位置に相当する瞼板中央ぐらいの高さに固定します。

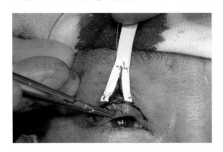

図 **3D-7**： 上方へゴアテックス®シートを牽引し、瞼板上で瞳孔中心部に対して、その固定位置と対称の位置にマーキングします。

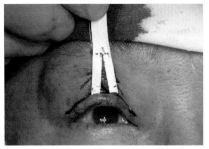

図 **3D-8**： カーブが瞳孔直上部を頂点として対称になるまで固定をやり直します。

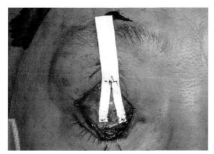

図 3D-9： ゴアテックス®シートの固定位置が確定したら、さらに各脚に 2 針ずつ補強目的で固定糸を追加します。

ここまできたらゴアテックス®シートをクロルヘキシジンで消毒し、皮膚には触れないように介助者に鑷子で把持してもらいます。次に、眉直上の創部からモスキートペアンを挿入して、ゴアテックス®シートの端を持ち（図 3D-10）、これをトンネル内にくぐらせて眉創部から引き抜きます（図 3D-11）。

　ここで、引き抜いたゴアテックス®シートを上方へ牽引してみるとカーブがうまく出ていないことがあります。このような時は再び脚の固定を外してカーブがよくなるまで繰り返します。各脚 1 か所ずつ固定した後ですぐに眉創部からシートを引き抜いて、カーブの形を整えるのもいいかもしれません。

　このステップの最後に重瞼をつくり、上眼瞼の創部を縫合します（図 3D-12）。小児では抜糸の手間を考えて、表皮下連続埋没縫合を行い、ループ状にして、Steri-Strip®などのテープで糸を皮膚に固定しておきます。皮膚縫合を眉部でのシート固定後に行うと、創部が後上方に牽引されているためかなり面倒なので、ここで行っておく方が無難です。

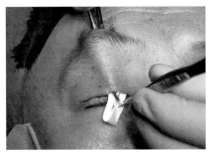

図 **3D-10**： 眉直上の創部からモスキートペアンを挿入して、ゴアテックス®シートの端をもちます。

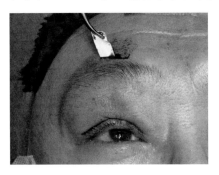

図 **3D-11**： モスキートペアンで把持したゴアテックス®シートをトンネル内にくぐらせて眉部創部から引き抜きます。

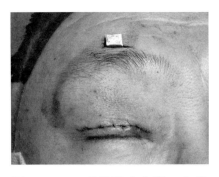

図 **3D-12**： 重瞼縫合を置いた後で、上眼瞼の創部を縫合します。

次は定量です。きれいなカーブを作った時に引っ張ったのと同じ方向にゴアテックス®シートを牽引します。股の長さを17mmにしておいたので、固定する位置を容易に把握できます。固定には5-0ナイロン糸を使用します。まず、眉側創部の皮下組織を大きくすくいます（図3D-13）。そして、ゴアテックス®シートの端を強く牽引し、17mmの部分が見えるようにします（図3D-14）。

　定量の目標は、全身麻酔下で手術を行わねばならない小児では、術後の目標MRDまで上眼瞼が挙上した状態です（61ページ：図2-47）。眼が開いたままの状態なので、あまりいい感じはしませんが、術後数時間で閉瞼不全は2mm程度まで回復し、後にほぼ完全閉瞼が可能になります。もしも術後の目標MRDまで手術中に挙上させておかなければ低矯正になります。小児では、はじめに13mm程度の部位にU字状縫合で強く縫合糸を締めた後、眼瞼の高さを観察します。この時、ゴアテックス®シートの両方の脚にまたがるように糸を固定します。この操作を繰り返し、術後の目標MRDになるまで、糸をかけ替え、調節します。私の経験での最も短い固定部位は11mmでした。

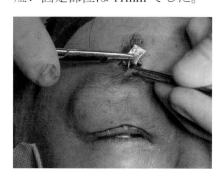

図3D-13： 眉側創部の皮下組織を大きくすくいます。

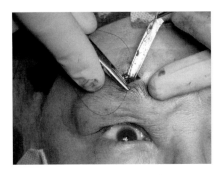

図 3D-14：シートの端を牽引し、17mm 部分が見えるようにします。

　大人の場合では、はじめ 23mm の部位に固定し、座位で開瞼してもらい、定量します（図 3D-15）。MRD 4.5mm 程度を目標とします。しかし、Bell 現象が悪い患者では低矯正気味にしておきます。目標の MRD になるまで糸をかけ替えます。固定は 1 ヶ所で十分です。固定が終わったら、1cm ほど先端を残して、残りのゴアテックス®シートは切除し、断端をトンネル内に折りこみます。眉直上の創部を中縫いし、皮膚を縫合して終了です（図 3D-16）。
　小児では抜糸の手間を考えて、表皮下連続埋没縫合を行い、ループ状にして、Steri-Strip®などのテープで糸を皮膚に固定しておきます。図 3D-17 は患者の術後 1 ヶ月の状態です。

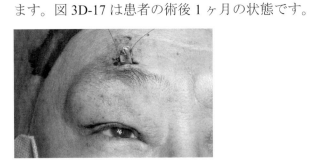

図 3D-15：　大人の場合では、はじめ 23mm の部位に固定します。

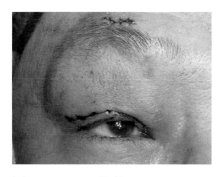

図 3D-16： 手術終了。

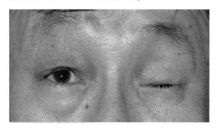

図 3D-17： 術後1ヶ月。この患者は動眼神経麻痺のため、両眼視では複視を生じるので、左側の手術は行いませんでした。

b-4. 合併症など
b-4-1. 低矯正

　術中定量を正確に行ったにもかかわらず、術翌日等、上眼瞼が下がっていることがあります。この場合は術中定量を尊重し、術後1週間の抜糸時まで経過を観察します。すなわち、術後に調整を行うならば、術後1週間で行います。

　通常、術後の患者は視野を確保するために、眉を上げて見ようとします。しかし、明らかに努力して眉を挙上しているにもかかわらず上眼瞼の挙上が十分でない場合、眉直上の創部だけをもう一度あけて、ゴアテックス®シートを適量、短縮します。再手術時

の短縮は、およそ 3~5mm 程度となることが多いようです。麻酔は眉周辺だけで十分です。長期的にみて下垂傾向になることがありますが、その時も同様に対処します。

b-4-2. 眼瞼おくれ

吊り上げ術後には必ず眼瞼おくれが生じます。というよりも、眼瞼おくれが生じないような吊り上げ術は、吊り上げ術とはいえません。術前に患者によく説明し、術後は下方視で「三白眼」になるので下方視時にはあごを下に向けてみるように話しておきます。ただし、そのうちに眼瞼おくれの程度は軽くなってきます。

b-4-3. 吊り上げ材の脱出、霰粒腫様の肉芽腫形成

ゴアテックス®シートを用いた場合、異物反応によって脱出や霰粒腫様の肉芽腫を生じることがあります。その際にはゴアテックス®シートを一旦、除去し、時機を見て同様の手術、または、筋膜を用いた吊り上げ術を考慮します。まれにゴアテックス®シートの周囲にできた瘢痕組織のために、吊り上げ効果が持続し、再手術を行う必要のない患者もいます。

c. 吊り上げ材を糸として用いる方法 （suture technique）

c-1. 総論

吊り上げ術は、吊り上げ材を上眼瞼から眉につなげる手術ですが、その方法にはいくつかあります。上眼瞼と眉部を何か所か小さく切開し、そこから眼輪筋下に糸もしくは細長の吊り上げ材を通す方法（suture technique）が最もシンプルな方法です。

Suture technique のデザインとして、single triangle、double triangle、single rhomboid（Friedenwald-Guyton 法）、double rhomboid（Iliff 法）、double trapezoid（Wright 法）、single pentagon（Fox 法）、および double pentagon configurations （Crawford 法）などがあります。これらは全て、縫合の形を元にして命名されたものです。

以前は、小児には術後の眼瞼変形を防ぐために単ループ法が、成人には上眼瞼の自然なカーブを作るために二重ループ法が推奨されていました。しかし後に、単ループと二重ループの両者で手術結果の差が無いことが明らかになりました。

Suture technique では、シリコンチューブやモノフィラメント糸を使用した場合で特に、早期に眼瞼下垂が再発することがあります。この原因は、ただ単に瞼縁付近の皮下組織に吊り上げ材を通しただけでは眼瞼部での固定が弱いため、瞬目を繰り返すうちに吊り上げ材がずれてしまうからと考えられています。このような合併症を防ぐ目的で、経皮法の眼瞼下垂手術同様に、眼瞼部の切開を大きくして瞼板に吊り上げ材を縫着固定する方法が報告されました。この方法では、先天眼瞼下垂患者で欠損している重瞼を同時に作成することができます。

欧米では、糸を吊り上げ材として用いる方法が一般的です。その際、上眼瞼のカーブをより自然に作る目的で、上眼瞼全体に広がる大きな五角形状のループをつくって吊り上げることが一般的です。欧米人は眉部が前方に突き出て、くぼんだような目つきになっており、シート状の吊り上げ材を使うと、その形が皮膚を通して見えてしまうことが原因かもしれません。細い材質を厚い眼輪筋下に通して広く吊り上げると、吊り上げ材の形が浮き出てきません。

糸での吊り上げ術は簡便ですが、シートを用いた方法よりも再発が多いという欠点があります。欧米人には上記のようなメリットがありますが、日本人では骨格の問題や眉部から上眼瞼に及ぶ厚い皮下組織、眼輪筋下の線維脂肪組織のため、通常では効果の劣る糸を用いた吊り上げ術をあえて選択する必要はありません。シートを用いて吊り上げる方が確実な効果を期待できます。

　小児の外傷性眼瞼下垂患者で、経過観察では弱視を生じる危険性がある場合、糸やシリコンチューブでの吊り上げ術の方が術後瘢痕の形成が少ないため、シートを用いた吊り上げ術よりも合理的です。経過観察で上眼瞼の挙上が期待でき（41 ページ:図2-28,29,30)、容易に吊り上げ材を除去することができるからです。また、吊り上げ材の除去後に、吊り上げ術による影響を最小限に抑えることができるのも好都合です。

c-2. 手術法（single pentagon: Fox 法）

　ここでは、single pentagon（Fox 法）を解説します。

　眼瞼部のデザイン、麻酔方法は前項で述べた吊り上げ材をシートとして用いる方法と同じです。眉部のデザインは異なります(図3D-18)。まず瞳孔直上で眉の上方 8~10mm 程度の部位に横方向の5mm の線を引きます。次に内眼角直上の眉上縁部に 5mm の横線を引きます。外側は、眉上縁部で、瞳孔直上部の線に対して内眥部直上の線の対称となる位置に線を引きます。

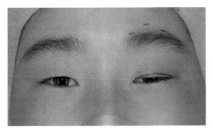

図 3D-18：糸による吊り上げ術デザイン。

　麻酔を十分に行った後、はじめに眼瞼部の処置を行います。これは上述の吊り上げ材をシートとして用いる方法と同じです。図 3D-19 のように瞼板前面を大きく露出しておきます。

　次に糸を瞼板に固定します（図 3D-20）。その際、挙筋腱膜の瞼板への付着を少し剥離して瞼板前面をむき出しにしておくと糸の固定をしっかりと行うことができます。ここではより糸の 1-0 ポリプロピレン糸を使用しています。より糸はモノフィラメントと異なり滑りにくいため、定量後に結ぶ時や術後にすべりが少ないという利点があります。

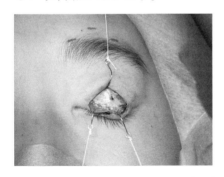

図 3D-19：眼瞼部の処置。瞼板前面を大きく露出します。

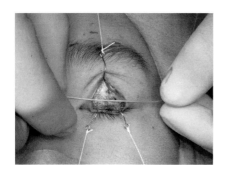

図 3D-20：吊り上げ糸と瞼板の位置関係。

　まずは瞼縁を上方に牽引して、瞼裂の中央を決めます（図3D-21）。二等辺三角形をつくり、その頂点が瞼裂の中央に相当します。そこから通常、3~5mm 鼻側、耳側に印をつけます（図3D-22）。ここでは 5mm の部位に印をつけています。上記 3 点で瞼板高の半分ぐらいの位置を糸の固定部位とします。固定はマットレス縫合とし、糸は 6-0Asflex® を用います（図3D-23）。

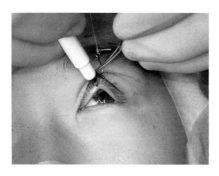

図 3D-21：瞼縁を上方に牽引して、瞼裂の中央を決めます。二等辺三角形をつくり、その頂点が瞼裂の中央に相当します。

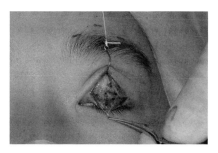

図 **3D-22**：瞼裂の中央から 3~5mm 鼻側、耳側に印をつけます。

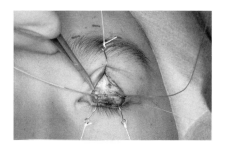

図 **3D-23**：牽引糸の固定はマットレス縫合。糸は 6-0Asflex®。

ここで、眉上方の 3 つの線を 11 番メスで皮下深く十分に切開しておきます（図 3D-24）。前頭筋には切り込みません。中央の創は、後で糸の断端をしまうために下方にやや広く剥離しておきます。

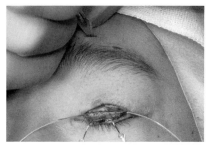

図 **3D-24**：眉上方の 3 つの線を 11 番メスで皮下深く十分に切開しておきます。前頭筋には切り込みません。

次に糸を眉部に縫う操作に移ります。針は産科用の大きな丸針を、湾曲を少し残す程度に平たく伸ばして使います（図 3D-25）。角針の方がよく切れますが、周囲組織が切れて出血が多くなるため、丸針を用います。

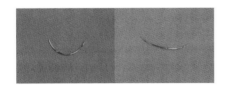

図 3D-25：産科用の大きな丸針。左側は通常の湾曲の産科用の針で、右側はそれを伸ばしたもの。湾曲を少し残します。

　糸を通す層は眼輪筋下の線維脂肪組織です。眼輪筋の厚さを手で感じながら針を通して行きます（図 3D-26）。図では鼻側から糸を通しています。穴から針をぬいたら（図 3D-27）、同じ穴から中央の穴へ針を通します（図 3D-28）。そして中央の穴から糸をぬきます（図 3D-29）。

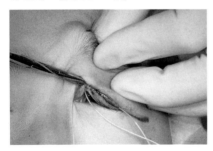

図 3D-26：糸を通す層は眼輪筋下の線維脂肪組織で、眼輪筋の厚さを手で感じながら針を通してゆきます。

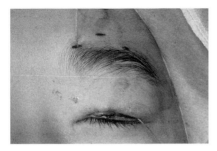

図 3D-27：内側の穴から針をぬきます。

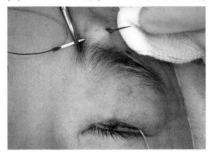

図 3D-28：同じ穴から中央の穴へ針を通します。

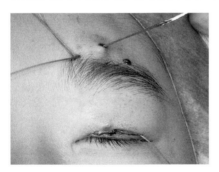

図 3D-29：最後に中央の穴から糸をぬきます。

　同様の操作を耳側に対しても行います（図 3D-30,31,32）。最終的に、両側からの糸が鼻側、耳側の穴を通って、中央の穴から出たら（図 3D-33）、瞼縁部に重瞼縫合を 3 ヶ所程度おきます。

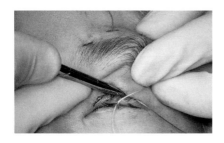

図 3D-30：耳側の通糸①。

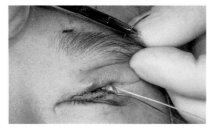

図 3D-31：耳側の通糸②。

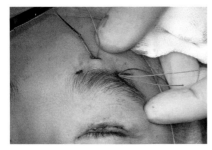

図 3D-32：耳側の通糸③。

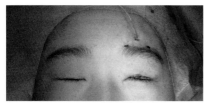

図 3D-33：最終的に両側からの糸が鼻側、耳側の穴を通って、中央の穴から出ます。

次に定量です。両側から出てきた糸を瞼縁の形を確認しながら引っ張り、高さ、形を調節します（図 3D-34）。ここでは上眼瞼の中央部が平べったくなっているので（図 3D-34）、中央の固定糸だけ残し、鼻側、耳側の糸をはずし、より中央へ糸を固定やり直しました（図 3D-35）。固定が終わったらもう一度、糸を瞼縁の形を確認しながら引っ張り、高さ、形を調節します。この操作を上眼瞼が適当な高さ、形になるまで繰り返します（図 3D-36）。

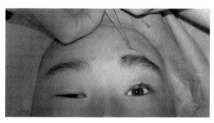

図 3D-34：定量。両側から出てきた糸を瞼縁の形を確認しながら引っ張り、高さ、形を調節します。

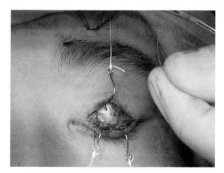

図 3D-35：図 3D-34 では上眼瞼の中央部が平べったくなっているので、中央の固定糸だけ残し、鼻側、耳側の糸をはずし、より中央よりへ糸を固定し直しました。

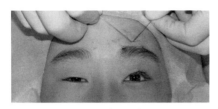

図 **3D-36**：再固定が終わったらもう一度、糸を瞼縁の形を確認しながら引っ張り、高さ、形を調節します。

次に、眼瞼部の創を縫合し（図 3D-37）、今度は先に作った上眼瞼の高さ、形を維持しながら吊り上げ糸を結びます（図 3D-38）。この際、両側を均等に引っ張らなければ上眼瞼の形が崩れてしまいます。そのため、1-1-1-1 の 4 回縫合を行います。結び終わったら、端を各 10〜15mm 程度残して糸を切り、段端を創内にしまいます。中央の創には段端の脱出を防ぐため中縫いを加え、その後、創を縫合します（図 3D-39）。この患者はやや低矯正になっていますが、左の眉が若干、下がり気味なので、眉を上げればさらに上眼瞼は挙上します。最後に確認のため閉瞼の状態をみます（図 3D-40）。閉瞼不全がある場合、指で上眼瞼を下方に押してみて 2mm 以内ならば術後にはまず問題は起こりません。

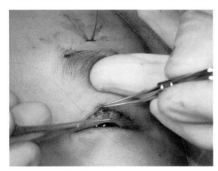

図 **3D-37**：眼瞼部の創縫合

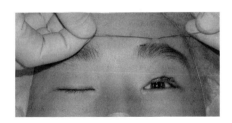

図 3D-38：図 3D-36 で作った上眼瞼の高さ、形を維持しながら吊り上げ糸を結びます。この際、両側を均等に引っ張らなければ上眼瞼の形が崩れてしまいます。

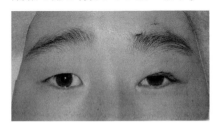

図 3D-39：手術終了。開瞼時。

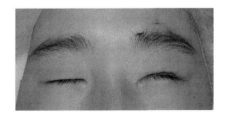

図 3D-40：手術終了。閉瞼時。

　上眼瞼の高さの定量については前項と同じく、小児で全身麻酔下の手術を行っている場合には、術後の目標 MRD まで上眼瞼を吊り上げます。局所麻酔下で手術を行っている場合には座位で上眼瞼の高さを定量します。MRD 4.5mm 程度を目標としますが、Bell 現象が悪い患者では低矯正気味にします。

術後低矯正の矯正は、術後 1 週間で行います。その際、眉上方中央の創だけ開きます。結び目はほとんどの場合で解くことができないので、瞼縁に近い部位を 6-0 ナイロン等の細い糸でくくって調節します。モノフィラメント糸のように解くことができる場合は、結び目の断端から遠いほうに印をつけて、糸を解いた後に上眼瞼の高さを調節し、再び 4 回結びます。

d. 吊り上げ材について
d-1. 自家移植

通常、吊り上げ材として用いられる自家移植組織は、大腿筋膜、長掌筋腱、側頭筋膜ですが、大腿筋膜が最も好んで用いられます。

d-1-1. 大腿筋膜

大腿筋膜は、現在でも吊り上げ材の gold standard です。大腿筋膜は上眼瞼に移植した後もリンパから栄養を受け、長期間の吊り上げ効果が持続します。Yoon らの研究では、大腿筋膜を用いた吊り上げ術の成功率は、術後 18 ヶ月で 94%と報告されました。また、Ben Simon ら、Wasserman らの吊り上げ材別の比較研究から、大腿筋膜は移植後の感染、脱出、破損、肉芽形成などの合併症が低率で、ゴアテックス®に次いで良好な挙上効果が得られることが明らかになりました。3 歳以下の患児からは大腿筋膜の採取は十分にできないといわれてきましたが、3 歳以下の患児からでも適当量の大腿筋膜を採取できます。

大腿筋膜の短所は、採取部位の手術が必要で、これが採取部位の合併症につながる可能性があることです。創部壊死などはたまにみかけます。また、よく経験されることですが、筋膜を用いた吊り上げ術の後、その筋膜が瘢痕化して上眼瞼後退を生じること

があります。その修正は非常に難しく、自然な感じの上眼瞼を作るのは至難の業、というよりも無理です。この点、ゴアテックス®は、それ自体は瘢痕化せず、その周囲に瘢痕のトンネルができるだけなので、吊り上げ術に限っては、人工物であるゴアテックス®の方が自家組織である筋膜よりも有利であると考えています。ただし、ゴアテックス®を用いた場合、異物反応によって脱出や霰粒腫様の肉芽腫を生じることがあります。

d-2. 同種異系移植
d-2-1. 保存大腿筋膜

保存（放射線処理もしくは凍結乾燥）大腿筋膜は、自家大腿筋膜に代わる吊り上げ材です。大腿筋膜が充分に採取できないとされた3歳以下の患児に対して、Crawford が初めて使用しました。保存大腿筋膜は移植後、線維組織に置き換わり、これが上眼瞼挙上を維持すると考えられていますが、早期に吸収されるため、短期成功率は90%程度と高率ですが、長期成功率は50%程度にまで低下します。保存大腿筋膜のその他の欠点として、瘢痕形成のために再手術が難しいこと、交差感染の危険性が挙げられます。

d-3. 人工物

人工物では、移植片採取部位の合併症や交差感染の危険性がありません。しかし、自家大腿筋膜移植と比較して再発率が高く、脱出、感染、肉芽形成、破損など、合併症の発生率も自家大腿筋膜移植と比較して高い傾向にあります。

d-3-1. ポリプロピレン糸（Prolene®）

　ポリプロピレン糸はモノフィラメント糸で、しばしば吊り上げ材として使用されます。しかし、術後再発率が12.5〜55.6%と高いため、ポリプロピレン糸は自家大腿筋膜移植を行うことができる年齢までのつなぎとして用いられます。すなわち、大腿筋膜が充分に採取できない患児において、弱視予防目的で一時的に吊り上げ術を行いたい時に用いるのが一般的です。

　ポリプロピレン糸の長所は、瘢痕形成、感染、脱出や肉芽形成などの軟部組織合併症が少なく、一度移植しても容易に除去できる点です。以上の長所からも、ポリプロピレン糸は一時的な吊り上げ術の材料として適当と考えられます。一方、短所は破損しやすいこと、ずれやすいことです。

　最近、ポリプロピレン糸を用いた吊り上げ術でも長期にわたって再発がない症例が少なからずあることがわかりました。

d-3-2. ナイロン糸、ポリエチレン糸

　ナイロン糸やポリエチレン糸もポリプロピレン糸同様の特徴をもつため、一時的な吊り上げ材として用いられます。ポリプロピレン糸同様に25〜69.2%と高い再発率です。使うならばより糸を使うべきです。

d-3-3. シリコンチューブ

　シリコンチューブは最も広く用いられている人工の吊り上げ材です。Tillettらが網膜剥離用のシリコンバンドを吊り上げ術に用いたのが最初です。現在ではより細いシリコンチューブが用いられています。

シリコンチューブ移植後、シリコン周囲に瘢痕組織が形成されます。シリコンチューブは開閉瞼時にその瘢痕トンネル内をスライドします。このように、シリコンチューブは周囲と癒着しないため、容易にその長さを調節できます。

最大の長所はその弾力性です。シリコンチューブは弾力性のために閉瞼を邪魔しにくいため、Bell 現象が弱い患者に最も適した材料といえます。一方、周囲組織と癒着しないことが逆にずれやすさの原因となり、再発につながります。再発率は 0-50%とされています。

d-3-4. Mersilene® mesh

Mersilene® mesh はポリエステル線維を編んで作られたシートです。編み目の間に線維血管組織が入り込んで強固な線維構造を形成するため、長期的な上眼瞼の挙上効果を期待できます。小規模の症例報告しかありませんが、再発率は 0〜12.5%程度とされています。

しかし、瘢痕形成、感染、脱出や肉芽形成などの軟部組織合併症が多い上、編み目に絡みついた線維血管組織によって、合併症の治療および mesh の除去が難しいという欠点があります。

d-3-5. ゴアテックス®

ゴアテックス®は小孔を有する人工ポリマーで、多方向微小線維が結合して形成された小結節でできています。生物学的、化学的に非常に安定しており、あらゆる手術の材料として適しています。ゴアテックス®には、糸と 0.3 mm、0.7 mm および 1.0 mm 厚のシ

ートがあります。シートを用いる場合は、厚みと伸縮性を考慮して、0.3mm のものが利用されます。

　ゴアテックス®は最も挙上効果の大きい吊り上げ材（再発率：0〜15%）とされています。しかし、小孔に菌が侵入することがあり、これが軟部組織合併症の一因となり

　ます。一方、小孔は小さすぎるため、Mersilene® mesh のような線維血管組織の侵入はありません。組織形成はゴアテックス®周囲にとどまるため、ゴアテックス®は癒着せずシリコンのように組織トンネルをスライドします。従って、容易に上眼瞼の挙上量を再調整することができます。

E. 切らないで縫い上げる方法

　6-0 ないしは 7-0 程度の細い糸を用いて、挙筋腱膜やミュラー筋を埋没法で瞼板に縫いつける方法です。報告された当時の方法は、Fasanella-Servat 法（118~119 ページ参照）の亜型のような手術で、その違いは前転した組織を切除しないということです。

　手術方法は以下のとおりです。まずは上眼瞼を裏返して瞼板の上半分から下 1/3 程度の部位までを、瞼板上方の結膜などの組織ともども無鉤鑷子やモスキートペアンで把持します。把持した組織に対して、上方結膜側から糸を刺入し、瞼板面から出し、1~2mm 間隔をあけて、再び上方結膜面に糸を出し、外科縫合を 2 回行ってきつく縛ります。すなわち、U 字縫合とし、結び目は上方結膜面に出ることになります。その結果、上方の組織が糸を出した部分の瞼板前面に引き込まれ固定されます。重瞼を作りたい場合は、埋没法重瞼術を行います。

手術時間が短く、出血も少ないので、抗凝固剤を内服している患者によい適応です。また、重瞼作成と眼瞼下垂の治療が同時にでき、皮膚面にも埋没法重瞼術と同様の小さな穴ができるだけなので目立ちません。皮膚を切開しないため術後の腫れや内出血も軽度で、皮膚を切りたくない患者や術後早期に社会復帰したい患者にもよい適応です。

　ただし、この方法は瞼板の量に限りがあるため、軽度、ないしは中等度までの眼瞼下垂が適応となります。皮膚切除を必要とするような重度の上眼瞼皮膚弛緩のある患者には適応となりません。また、埋没法重瞼術ではしばしば重瞼が消えてしまうことがありますが、切らないで縫い上げる眼瞼下垂手術でも同様にしばしば再発を生じます。

　テクニック上の欠点であった瞼板面への通糸ですが、最近では、瞼板より上方の結膜を少しだけ切開して糸を埋没させる方法が行われるようになったため、問題がなくなりました。この方法は、122ページ〜で紹介した経結膜法の亜形といえます。

　術後の角膜に関しては、ほとんどの患者で全く問題なく経過しますが、一部の患者では糸が原因で角膜びらんを生じることがあります。また、糸が切れてしまった場合には糸の断端が角膜を傷つけてしまいます。本法は、長所、短所を十分に把握して行えば、その侵襲の少なさから非常に有用な手術といえます。

参考文献
教科書
柿崎裕彦：眼形成外科-虎の巻．メディカル葵出版、東京、2009.

久保田伸枝：眼瞼下垂．文光堂、東京、2000.

柿﨑裕彦編：チーム柿﨑の外来眼形成手術．メディカ出版、大阪、2016.

Michael A. Callahan, Crowell Beard 著　井出　醇　翻訳：Beard's Ptosis（第4版）眼瞼下垂．メディカル葵出版、東京、1998.

Tyers AG, Collon JRO. Colour Atlas of Ophthalmic Plastic Surgery, 3rd ed. Oxford: Butterworth-Heinemann; 2007.

Della Rocca RC, Beddossian Jr EH, Arthus BP, ed. Ophthalmic Plastic Surgery: Decision Making and Techniques. New York: McGraw-Hill; 2002.

Leatherbarrow B. Oculoplastic Surgery. London: Taylor & Francis Ltd; 2002.

Collin JRO: A Manual of Systematic Eyelid Surgery, 3rd ed. Edinburgh: Butterworth-Heinemann; 2005.

Bobby S Korn & Don O Kikkawa, ed. Video Atlas of Oculofacial Plastic and Reconstructive Surgery, 2nd ed. Elsevier, 2016.

上眼瞼解剖、生理、病理、その他
Berke RN, Wadsworth JA. Histology of levator muscle in congenital and acquired ptosis. Arch Ophthalmol 1955; 53: 413-28.

Kuwabara T, Cogan D, Johnson CC. Structure of the muscles of the upper eyelid. Arch Ophthalmol 1975; 93: 1189-97.

Anderson RL, Beard C. The levator aponeurosis: attachment and their clinical significance. Arch Ophthalmol 1977; 95: 1437-41.

Anderson RL, Dixon RS. The role of Whitnall's ligament in ptosis surgery. Arch Ophthalmol 1979; 97: 705-7.

Shaivitz SA. Timolol and myasthenia gravis. JAMA 1979 12; 242: 1611-2.

Bodian M. Lid droop following contralateral ptosis repair. Arch Ophthalmol 1982; 100: 1122-4.

Beard C. Müller's superior tarsal muscle: anatomy, physiology, and clinical significance. Ann Plast Surg 1985; 14: 324-33.

Collin JR, Beard C, Wood I. Experimental and clinical data on the insertion of the levator palpebrae superioris muscle. Am J Ophthalmol 1978; 85: 792-801.

Shore JW, McCord DC. Anatomic changes in involutional blepharoptosis. Am J Ophthalmol 1984; 98: 21-7.

Coppeto JR. Timolol-associated myasthenia gravis. Am J Ophthalmol 1984; 98:244-5.

McCord CD Jr. The evaluation and management of the patient with ptosis. Clin Plast Surg 1988; 15: 169-84.

Meyer DR, Linberg V, Powell SR, et al: Quantitating the superior visual field loss associated with ptosis. Arch Ophthalmol 1989; 107: 840-3.

Martin JJ Jr, Tenzel RR. Acquired ptosis: dehiscences and disinsertions. Are they real or iatrogenic? Ophthal Plast Reconstr Surg 1992; 8: 130-2.

Ettl A, Priglinger S, Kramer J, Koornneef L. Functional anatomy of the levator palpebrae superiosus muscle and its connective tissue system. Br J Ophthalmol 1996; 80: 702-7.

Golnik KC, Pena R, Lee AG, Eggenberger ER. An ice test for the diagnosis of myasthenia gravis. Ophtalmology 1999; 106: 1282-6.

Miller JM, Demer JL, Poukens V, et al. Extraocular connective tissue architecture. J Vis 2003; 3: 240-51.

Dawson EL, Hardy TG, Collin JR, Lee JP. The incidence of strabismus and refractive error in patients with blepharophimosis, ptosis and epicanthus inversus syndrome (BPES). Strabismus 2003; 11: 173-7.

Matsuo K. Stretching of the Mueller muscle results in involuntary contraction of the levator muscle. Ophthal Plast Reconstr Surg 2002; 18: 5-10.

Kakizaki H, Zako M, Ide A, et al. Cause of undercorrection of medial palpebral fissures in blepharoptosis surgery. Opthal Plast Reconstr Surg 2004; 20: 198-201.

Korzeniowska-Kromer E, Wójtowicz-Kaczmarek K. Muscle spindles in the levator palpebrae superioris muscle of human foetuses. Folia Morphol (Warsz) 2003; 62: 289-90.

Frueh BR, Hassan AS, Musch DC. Horizontal eyelid movement on eyelid closure. Ophthal Plast Reconstr Surg 2005; 21: 109-11.

Kakizaki H, Zako M, Nakano T, et al: The levator aponeurosis consists of two layers that include smooth muscle. Ophthal Plast Reconstr Surg 2005; 21: 379-82.

Watanabe A, Araki B, Noso K, Kakizaki H, Kinoshita S. Histopathology of blepharoptosis induced by prolonged hard contact lens wear. Am J Ophthalmol 2006; 141: 1092-6.

Ideta S, Noda M, Kawamura R, et al. Ptosis after sub-Tenon's capsule triamcinolone. Ophthalmology 2008; 115: 410.

Shen S, Kanagasuntheram R, Fong KS, Choo CT. Medial pretarsal adipose tissue in the Asian upper eyelid. Ophthal Plast Reconstr Surg 2008; 24: 40-2.

Pereira LS, Hwang TN, Kersten RC, Ray K, McCulley TJ. Levator superioris muscle function in involutional blepharoptosis. Am J Ophthalmol 2008; 145: 1095-8.

Kakizaki H, Zako M, Nakano T, et al. Medial horn supporting ligament in Asian upper eyelids. Orbit 2008; 27: 91-6.

Kakizaki H, Madge SN, Malhotra R, Selva D. The levator aponeurosis contains smooth muscle fibers: new findings in Caucasians. Ophthal Plast Reconstr Surg 2009; 25: 267-9.

Kakizaki H, Malhotra R, Selva D. Upper eyelid anatomy: an update. Ann Plast Surg 2009; 63: 336-43.

Kakizaki H, Leibovitch I, Selva D, Asamoto K, Nakano T. Orbital septum attachment on the levator aponeurosis in Asians: in vivo and cadaver study. Ophthalmology 2009; 116: 2031-5.

Kakizaki H, Selva D, Leibovitch I. Cilial entropion: surgical outcome with a new modification of the Hotz procedure. Ophthalmology 2009; 116: 2224-9.

Kakizaki H, Madge SN, Selva D. Insertion of the levator aponeurosis and Müller's muscle on the tarsus: a cadaveric study in Caucasians. Clin Exp Ophthalmol 2010; 38: 635-7.

Kakizaki H, Takahashi Y, Nakano T, et al. Müller's Muscle: A component of the peribulbar smooth muscle network. Ophthalmology 2010; 117: 2229-32.

Detorakis ET, Tsilimbaris MK, Pallikaris IG. Blepharoptosis and floppy eyelid. Ophthalmology 2010; 117: 2237.

Hwang K, Huan F, Kim DJ, Hwang SH. Size of the superior palpebral involuntary muscle (Müller muscle).J Craniofac Surg 2010; 21: 1626-9.

Demirci H, Frueh BR, Nelson CC. Marcus Gunn jaw-winking synkinesis: clinical features and management. Ophthalmology 2010; 117: 1447-52.

Hwang K. An anatomist's contribution to blepharoptosis surgery: 100th anniversary of the Whitnall ligament. J Craniofac Surg 2011; 22: 1981-2.

Putterman AM. Margin reflex distance (MRD) 1, 2, and 3. Ophthal Plast Reconstr Sur. 2012; 28: 308-11.

Worley MW, Gal O, Anderson RL, al Hariri A. Eye dominance and Hering's law effect on bilateral blepharotosis repair. Ophthal Plast Reconstr Surg 2013; 29: 437-9.

Marcet MM, Meyer DR, Greenwald MJ, Roth S, Selva D. Proximal tarsal attachments of the levator aponeurosis: implications for blepharoptosis repair. Ophthalmology 2013; 120: 1924-9.

Watanabe A, Selva D, Kakizaki H,et al. Long-term tear volume changes after blepharoptosis surgery and blepharoplasty. Invest Ophthalmol Vis Sci 2014; 56: 54-8.

Watanabe A, Kakizaki H, Selva D, et al. Short-term changes in tear volume after blepharoptosis repair. Cornea. 2014 ;33: 14-7.

Malhotra R, Mahadevan V, Leatherbarrow B, et al. The Post-Levator Aponeurosis Fat Pad. Ophthal Plast Reconstr Surg 2015; 31: 313-7.

Kim CY, Son BJ, Lee SY. Functional centre of the upper eyelid: the optimal point for eyelid lifting in ptosis surgery. Br J Ophthalmol 2015; 99: 346-9.

Ramesh S, Mancini R. Dynamic Analysis of Müller's Muscle Response to Phenylephrine. Ophthal Plast Reconstr Surg 2016; 32: 46-8.

Rootman DB, Karlin J, Moore G, Goldberg R. The Effect of Ptosis Surgery on Brow Position and the Utility of Preoperative Phenylephrine Testing. Ophthal Plast Reconstr Surg 2016; 32: 195-8.

Zheng X, Kakizaki H, Goto T, et al. Digital Analysis of Eyelid Features and Eyebrow Position Following CO2 Laser-assisted Blepharoptosis Surgery. Plast Reconstr Surg Glob Open 2016; 4(10): e1063.

Lai HT, Weng SF, Chang CH, Huang SH, Lee SS, Chang KP, Lai CS. Analysis of Levator Function and Ptosis Severity in Involutional Blepharoptosis. Ann Plast Surg 2017; 78(3 Suppl 2): S58-S60.

Matsuda H, Shiba T, Takahashi Y, Tsuneoka H. Relationship between the phenylephrine test and eyelid droop after aponeurotic repair with the use of an epinephrine-containing local anaesthetic. Eye (Lond). 2017 Aug 4. doi: 10.1038/eye.2017.153.

横井則彦. 患者様の満足度を高めるためのドライアイ診療とは〜術後③眼瞼編〜. Frontiers in Dry Eye 2017; 12: 124-7.

経皮法
Berke RN. Resection of the levator palpebrae for ptosis with anatomic studies. Trans Am Ophthalmol Soc 1944; 42: 411-35.

Jones LT, Quickert MH, Wobig JL. The cure of ptosis by aponeurotic repair. Arch Ophthalmol 1975; 93: 629-34.

Harris WA, Dortzbach RK. Levator tuck: a simplified blepharoptosis procedure. Ann Ophthalmol 1975; 7: 873-8.

Stasior OG. Complications of ophthalmic plastic surgery and their prevention. Trans Am Acad Ophthal Otol 1976; 81: 543-52.

Anderson RL, Dixon RS. Aponeurotic ptosis surgery. Arch Ophthalmol 1979; 97:1123-8.

Anderson RL, Jordan DR, Dutton JJ. Whitnall's sling for poor function ptosis. Arch Ophthalmol 1990; 108: 1628-32.

Shaw AJ, Collins M, Davis B, Carney L. Eyelid pressure and contact with the ocular surface. Invest Ophthalmol Vis Sci 2010; 51: 1911-7.

Waqar S, McMurray C, Madge SN. Transcutaneous blepharoptosis surgery-advancement of levator aponeurosis. Open Ophthalmol 2010; 4: 76-80.

Noma K, Takahashi Y, Leibovitch I, Kakizaki H. Transcutaneous blepharoptosis surgery: simultaneous advancement of the levator aponeurosis and Müller's muscle (levator resection). Open Ophthalmol 2010; 4: 71-5.

テクニック

Kakizaki H, Zako M, Mito H, Katori N, Iwaki M. A guide to making a natural eyelid margin curvature in blepharoptosis surgery. Acta Ophthalmol Scand 2004; 82: 240-1.

Kakizaki H, Zako M, Mito H, Iwaki M. Intraoperative quantification using finger force for involutional blepharoptosis without postoperative lagophthalmos. Jpn J Ophthalmol 2006; 50: 135-40.

Kakizaki H, Zako M, Iwaki M. A guide determining center of levator aponeurosis and palpebral fissure width in blepharoptosis surgery. Eur J Plast Surg 2007; 29: 309-11.

Takahashi Y, Kakizaki H, Mito H, Shiraki K. Assessment of the predictive value of intraoperative eyelid height measurements in sitting and supine positions during blepharoptosis repair. Ophthal Plast Reconstr Surg 2007; 23: 119-21.

Suga H, Ozaki M, Narita K, Shiraishi T, Takushima A, Harii K.Preoperative asymmetry is a risk factor for reoperation in involutional blepharoptosis. J Plast Reconstr Aesthet Surg. 2017; 70: 686-91.

経結膜法

Blaskovicz L. A new operation for ptosis with shortening of the levator and tarsus. Arch Ophthalmol 1923; 52: 563-73.

Blaskovics L. Treatment of ptosis. The formation of a fold in the eyelid and resection of the levator and tarsus. Arch Ophthalmol 1929; 1: 672-80.

Fasanella RM, Servat J. Levator resection for minimal ptosis: another simplified operation. Arch Ophthalmol 1961; 5: 493-6.

Beard C. Blepharoptosis repair by modified fasanella servat operation. Am J Ophthalmol 1970; 9: 850-7.

Putterman AM, Urist MJ. Müller muscle-conjunctiva resection. Technique for treatment of blepharoptosis. Arch Ophthalmol 1975; 93: 619-23.

Collin JR. A ptosis repair of aponeurotic defects by the posterior approach. Br J Ophthalmol 1979; 63: 586-90.

Putterman AM, Fett DR. Müller's muscle in the treatment of upper eyelid ptosis: a ten-year study. Ophthalmic Surg 1986; 17: 354-60.

Buchman G, Jakobiec FA, Hyde K et al. Success of Fasanella Servat operation independent of Müller's smooth muscle excision. Ophthalmology 1989; 96: 413-8.

Dresner SC. Further modifications of the Müller's muscle-conjunctival resection procedure for blepharoptosis. Ophthal Plast Reconstr Surg 1991; 7: 114-22.

Baldwin HC, Bhagey J, Khooshabeh R. Open sky Müller muscle-conjunctival resection in phenylephrine test-negative blepharoptosis patients. Ophthal Plast Reconstr Surg 2001; 21: 276-80.

Perry JD, Kadakia A, Foster JA. A new algorithm for ptosis repair using conjunctival Müllerectomy with or without tarsectomy. Ophthal Plast Reconstr Surg 2002; 18: 426-9.

Dailey RA, Saulny SM, Sullivan SA. Müller muscle-conjunctival resection: effect on tear production. Ophthal Plast Reconstr Surg 2002; 18: 421-5.

Lake S, Mohammad-Ali FH, Khooshabeh R. Open sky Müller's muscle-conjunctiva resection for ptosis surgery. Eye 2003; 17: 1008-12.

Baldwin HC, Bhagey J, Khooshabeh R. Open sky Müller muscle-conjunctival resection in phenylephrine test-negative blepharoptosis patients. Ophthal Plast Reconstr Surg 2005; 21: 276-80.

Ben Simon GJ, et al. External levator advancement vs Müller's muscle-conjunctival resection for correction of upper eyelid involutional ptosis. Am J Ophthalmol 2005; 140: 426-32.

Ben Simon GJ, et al. Muller's muscle-conjunctival resection for correction of upper eyelid ptosis: relationship between phenylephrine testing and the amount of tissue resected with final eyelid position. Arch Facial Plast Surg 2007; 9: 413-7.

Ichinose A, Tahara S. Transconjunctival levator aponeurotic repair without resection of Müller's muscle. Aesthetic Plast Surg 2007; 31: 279-84.

Khooshabeh R, Baldwin HC. Isolated Muller's muscle resection for the correction of blepharoptosis. Eye 2008; 22: 267-72.

Yoon JS, Lee SY. Long-term functional and cosmetic outcomes after frontalis suspension using autogenos fasia lata for pediatric congenital ptosis. Ophthalmology 2009; 116: 1405-14.

Patel V, Malhotra R. Transconjunctival Blepharoptosis Surgery: A review of posterior approach ptosis surgery and posterior approach white-line advancement. Open Ophthalmol, 2010: 4: 81-4.

Ichinose A, Leibovitch I. Transconjunctival levator aponeurosis advancement without resection of Müller's muscle in aponeurotic ptosis repair. Open Ophthalmol, 2010: 4: 85-90.

Morris CL, Morris WR, Fleming JC. A histological analysis of the Müllerectomy: redefining its mechanism in ptosis repair. Plast Reconstr Surg. 2011;127: 2333-41.

Zauberman NA, Koval T, Kinori M, et al. Müller's muscle-conjunctival resection for upper eyelid ptosis: correlation between amount of resected tissue and outcome. Br J Ophthalmol. 2013; 97: 408-11.

Rootman DB, Karlin J, Moore G, Goldberg R.The role of tissue resection length in the determination of post-operative eyelid position for Muller's muscle-conjunctival resection surgery. Orbit. 2015; 34: 92-8.

吊り上げ術

Wright WW. The use of living sutures in the treatment of ptosis. Arch Ophthalmol 1922; 51: 99-102.

Friedenwald JS, Guyton JS. A simple ptosis operation: utilization of the frontalis by means of a single rhomboid-shaped suture. Am J Ophthalmol 1948; 31: 411-4.

Crawford JS. Repair of ptosis using frontalis muscle and fascia lata. Trans Am Acad Ophthalmol Otolaryngol 1956; 60: 672-8.

Fox SA. Congenital ptosis: frontal sling. J Pediatr Ophthalmol 1966; 3: 25-8.
Tillett CW, Tillett GM. Silicone sling in the correction of ptosis. Am J Ophthalmol 1966; 62: 521-3.

Crawford JS. Fascia lata: its nature and fate after implantation and its use in ophthalmic surgery. Trans Am Ophthalmol Soc 1968; 66: 673-745.

Beyer CK, Albert DM. The use and fate of fascia lata and sclera in ophthalmic plastic and reconstructive surgery: The 1980 Wendell Hughes Lecture. Ophthalmology 1981; 88: 869-86.

Iliff NT. Frontalis sling. In: Rice TA, Michels RG, Stark WJ, Eds. Rob & Smith's Operative Surgery-Ophthalmic Surgery, 4th ed. London: Butterworth: 1984; 35-7.

Wasserman BN, Sprunger DT, Helveston EM. Comparison of materials used in frontalis suspension. Arch Ophthalmol 2001; 119: 687-91.

Ahmadi AJ, Sires BS. Ptosis in infants and children. Int Ophthalmol Clin 2002; 42: 15-29.

Ben Simon GJ, Macedo AA, Schwarcz RM, et al. Frontalis suspension for upper eyelid ptosis: evaluation of different surgical designs and suture material. Am J Ophthalmol 2005; 140: 877-85.

Pan Y, Zhang H, Yang L, et al. Correction of congenital severe ptosis by suspension of a frontal muscle flap overlapped with an inferiorly based orbital septum flap. Aesthetic Plast Surg. 2008; 32: 604-12.

Garrott H, Aristodemou P, Sinclair N, Lane C, Harrad R. Long-term efficacy of 2-0 Prolene brow suspensions for congenital ptosis. Eye (Lond). [Epub ahead of print]

Takahashi Y, Leibovitch I, Kakizaki H. Frontalis suspension surgery in upper eyelid blepharoptosis. Open Ophthalmol, in press.

外傷性眼瞼下垂

Smith B, Obear MF. Traumatic blepharoptosis. Surg Clin North Am 1967; 47: 515-20.

Silkiss RZ, Baylis HI. Management of traumatic ptosis. Adv Ophthal Plast Reconstr Surg 1988; 7: 149-55.

Kakizaki H, Zako M, Iwaki M. Reconstruction of transverse tension in surgery for traumatic blepharoptosis-two cases report-. Orbit.

おわりに

　本書では、現状の「眼瞼下垂」診療に関してかなり詳しく述べたつもりです。本書によって眼瞼下垂の診療に対する考え方、アウトラインを理解して頂けたと思います。

　眼科領域では保険点数の削減による白内障手術の先行きの不透明感から、また、老齢人口の増加と相まって、まだほとんど手付かずと言っていい『眼瞼下垂』が注目を浴びているのは至極当然な話です。また、形成外科や美容外科では、整容的観点から手術を行うため自費診療が多くなり経営的に非常に有利な手術という側面もあります。

　しかし、患者サイドから見ればそんなことはどうでもいい話であって、要は適切な手術を適切に行ってもらえればそれでいいのです。眼科医であろうと、形成外科医であろうと、また美容外科医であろうと構わないのです。

　『眼瞼下垂』という病態が、医師、患者双方に正しく理解され、機能的、美容的により良い手術を一人でも多くの患者さんが受けることができるよう、願っています。

平成 30 年 1 月 9 日　和歌山城にて

謝辞

本書を出版するにあたり、内容に対するアドバイスや貴重な症例写真を提供して頂いた野間一列先生（のま眼科医院（広島市））、三戸秀哲先生（井出眼科病院（山形市））、石川恵里先生（愛知医科大学病院　眼形成・眼窩・涙道外科）、Prof. Alejandra A. Valenzuela（Tulane University：アメリカ）、写真撮影や表の作成をして頂い高橋靖弘先生（愛知医科大学病院　眼形成・眼窩・涙道外科）に感謝致します。また、眼瞼解剖の機会を与えて頂いた愛知医科大学解剖学講座　中野隆教授、内藤宗和教授、数多くの症例を経験させて頂いた愛知医科大学眼科学講座　岩城正佳名誉教授、雑喉正泰前教授に合わせて感謝致します。最後になりましたが、眼形成・眼窩・涙道外科の新設に御尽力頂きました愛知医科大学理事長　三宅養三先生に厚く御礼申し上げます。

本書では解剖標本を写真提示しましたが、標本の使用にあたっては、研究・教育目的で使用する旨、故人の生前に説明と同意がなされています。また、標本の取り扱いはヘルシンキ宣言の趣旨に基づいて人道的に行われました。

略歴：

愛知医科大学病院 眼形成・眼窩・涙道外科 教授
大阪市立大学医学部卒業（平成 8 年）
博士（医学）（愛知医科大学）
日本眼科学会専門医・指導医
Queen Victoria Hospital（イギリス）へ留学（2007 年）
University of Adelaide（オーストラリア）へ留学（2008 年）
全日本リトルリーグ野球選手権優勝（1982 年）
ベンチプレス日本記録樹立（255.5kg、1999 年）
全日本ベンチプレス選手権優勝（257.5kg、2000 年）

所属・役職：

日本眼形成再建外科学会理事長
アジア太平洋眼形成再建外科学会前理事長
アメリカ眼形成再建外科学会機関誌・編集委員
ヨーロッパ眼形成再建外科学会機関誌・編集委員
JAAS 日本アンチエイジング外科学会・理事
韓國美容成形醫學會（KCCS）・Overseas Professor
台灣形體美容整合醫學會（TAAMS）・Visiting Professor

眼瞼下垂がよくわかる本

2018 年 2 月 28 日　初版　第一刷発行

著者　　柿﨑 裕彦

発行者　谷村 勇輔

発行所　　ブイツーソリューション
　　　　〒466-0848 名古屋市昭和区長戸町 4-40
　　　　電話　　052-799-7391
　　　　ＦＡＸ　052-799-7984

発売元　　星雲社
　　　　〒112-0005 東京都文京区水道 1-3-30
　　　　電話　　03-3868-3275
　　　　ＦＡＸ　03-3868-6588

印刷所　モリモト印刷

万一、落丁乱丁のある場合は送料当社負担でお取替えいたします。
小社宛にお送りください。
定価はカバーに表示してあります。

©Hirohiko Kakizaki 2018 Printed in Japan　ISBN 978-4-434-24329-5